Ernestine Esinam Goka
Hayford Agbekpornu
Salome Tettey Frimpong

Opinião dos estudantes da Universidade de Valley View sobre a vacina de reforço contra a COVID-19

Ernestine Esinam Goka
Hayford Agbekpornu
Salome Tettey Frimpong

Opinião dos estudantes da Universidade de Valley View sobre a vacina de reforço contra a COVID-19

ScienciaScripts

Imprint

Any brand names and product names mentioned in this book are subject to trademark, brand or patent protection and are trademarks or registered trademarks of their respective holders. The use of brand names, product names, common names, trade names, product descriptions etc. even without a particular marking in this work is in no way to be construed to mean that such names may be regarded as unrestricted in respect of trademark and brand protection legislation and could thus be used by anyone.

Cover image: www.ingimage.com

This book is a translation from the original published under ISBN 978-620-7-48783-7.

Publisher:
Sciencia Scripts
is a trademark of
Dodo Books Indian Ocean Ltd. and OmniScriptum S.R.L publishing group

120 High Road, East Finchley, London, N2 9ED, United Kingdom
Str. Armeneasca 28/1, office 1, Chisinau MD-2012, Republic of Moldova, Europe
Printed at: see last page
ISBN: 978-620-7-67106-9

AUMENTAR A ESPERANÇA: COMPREENDER AS PERSPECTIVAS DOS ESTUDANTES DA UNIVERSIDADE DE VALLEY VIEW NO GANA SOBRE OS REFORÇOS DA VACINA CONTRA A COVID-19

BY

Ernestine Esinam Goka

Hayford Agbekpornu

Salomé Tettey Frimpong

1

RECONHECIMENTO

Estendemos a nossa mais profunda gratidão aos estudantes da Universidade de Valley View, no Gana, cuja participação e conhecimentos inestimáveis tornaram este estudo possível. A vossa disponibilidade para partilhar as vossas perspectivas sobre os reforços da vacina contra a COVID-19 contribuiu imensamente para o avanço do conhecimento em saúde pública.

Estamos gratos ao Centro de Investigação em Saúde de Dodowa e à Comissão de Revisão Institucional por terem dado autorização ética a este projeto de investigação, garantindo a integridade e a conformidade do estudo.

Agradecimentos especiais são devidos ao corpo docente e ao pessoal da Valley View University pelo seu apoio e encorajamento ao longo deste projeto. A vossa orientação foi fundamental para navegar nas complexidades da investigação académica.

Gostaríamos de expressar o nosso apreço aos colegas e pares pelo seu feedback construtivo e encorajamento inabalável durante as várias fases deste projeto.

Este livro é um testemunho dos esforços colectivos de todos aqueles que contribuíram, direta ou indiretamente, para a sua realização. Obrigado por fazer parte desta jornada.

ÍNDICE DE CONTEÚDO

LISTA DE ABREVIATURAS

AAA: Adventist Accrediting Association

CDC: Centre for Disease Control and Prevention

COVID-19:   Coronavirus Disease of 2019

DHRCIRB: Dodowa Health Research Centre Institutional Review Board

DNA: Deoxyribonucleic Acid

IRB: Institutional Review Board

GHS: Ghana Health service

KIA: Kotoka International Airport

MOH: Ministry of health

NAB: National Accreditation Board

NYITCOM: New York Institute of Technology College of Osteopathic Medicine

WCAD: West Central Africa Division

WHO: World Health Organization

SARS: Severe Acute Respiratory Syndrome

CDC: Centre for Disease Control and Prevention

FELTP: Field Epidemiology and Laboratory Training Program

5

RESUMO

As vacinas são um instrumento importante para travar a propagação da pandemia, como a gripe COVID-19. Recomenda-se uma primeira dose adicional de uma vacina contra a COVID-19 para as pessoas que estão vacinadas e que podem não ter tido uma resposta imunitária suficientemente forte. As informações sobre as atitudes em relaçáo às terceiras doses de vacina poderiam informar a conceção de mensagens de comunicação sobre saúde para grupos mais hesitantes.

Ao aprofundar a compreensão das perspectivas dos estudantes da Universidade de Valley View, no Gana, sobre o reforço da vacina contra a COVID-19, este estudo analisa o panorama da aceitação do reforço da vacina contra a COVID-19. Com autorização ética do Centro de Investigação em Saúde de Dodowa e do Conselho de Revisão Institucional, o investigador envolveu 169 estudantes, empregando técnicas de amostragem estratificada, intencional e aleatória. O questionário estruturado explorou detalhes demográficos, percepções, conhecimentos e atitudes em relação às vacinas e reforços contra a COVID-19

Através de estatísticas descritivas, tabulação cruzada, testes de qui-quadrado e análise de regressão logística multinomial, o estudo revela percepções significativas. Destaca a relevância do género, da vacinação anterior, da influência familiar, das crenças de segurança, das medidas preventivas e da confiança nas empresas farmacêuticas na formação da vontade dos estudantes de receber doses de reforço da COVID-19. É importante salientar que a pesquisa ressalta o papel fundamental da compreensão diferenciada na formação de intervenções governamentais e formulações de políticas, enfatizando o potencial para a tomada de decisões informadas e melhores resultados

de saúde pública

CAPÍTULO UM

INTRODUÇÃO

1.   0Antecedentes

A infeção por Covid-19 é causada pelo vírus da Síndrome Respiratória Aguda Grave 2 (SARS-CoV-2), que provoca a doença do coronavírus (Covid-19). A COVID-19 foi identificada como uma pandemia pela Organização Mundial de Saúde (OMS) em março de 2020 (Baloch, Baloch, Zheng, & Pei, 2020) infligiu mortalidade e morbilidade significativas em todo o mundo (Pasquale, et al., 2021; Sugawara, Yasui-Furukori, & Shimoda, 2021). O vírus que causa a Covid-19 parece transmitir-se facilmente entre as pessoas. De acordo com as evidências disponíveis, ele se espalha por meio de contato pessoal próximo (dentro de 2 metros ou 6 pés) (Lotfi, Hamblin, & Rezaei, 2020).

O SARS-CoV-2 (vírus) que causa a COVID-19 é transmitido principalmente através de gotículas geradas quando uma pessoa infetada tosse, espirra ou expira (Klompas, Baker, & Rhee, 2020; van Doremalen, et al., 2020). Os efeitos da Covid-19 podem surgir dois a catorze dias após a exposição (Esakandari, et al., 2020). O período de incubação é o tempo que decorre entre a exposição ao vírus e o aparecimento dos sintomas (Lauer, et al., 2020). A febre, a tosse, a fadiga e a perda do paladar ou do olfato são indicações e sintomas comuns. A falta de ar ou a dificuldade em respirar, o desconforto muscular, a dor de garganta, o corrimento nasal, a dor de cabeça, a dor no peito, a vermelhidão dos olhos (conjuntivite), as náuseas, os vómitos e a diarreia são sintomas da doença (Esakandari, et al., 2020).

A maioria das pessoas infectadas com a COVID-19 apresentará sintomas ligeiros a moderados e recuperará sem tratamento especial; no entanto, um número apreciável continuará a ter uma doença grave até que as taxas de vacinação aumentem, continuando frequentemente após a alta, e algumas morrerão (O'Driscoll, et al., 2021). Algumas pessoas podem sentir um aumento da falta de ar e pneumonia uma semana após o início da vacinação (Ogunleye, Basu, Mueller, & et al). A probabilidade de adquirir sintomas graves de infeção por Covid-19 aumenta com a idade (Sfah, Ogunleye, Essah, & et al, 2021). Além disso, certas condições, como doenças cardíacas graves, cancro, doença pulmonar obstrutiva crónica, diabetes tipo 1 ou tipo 2, obesidade, hipertensão, tabagismo, doença renal crónica, doença falciforme ou talassemia, gravidez e asma, podem aumentar o risco de desenvolver sintomas graves de Covid-19 (Afriyie, Asare, Amponsah, & Godman, 2020; Barello, Nania, Dellafiore, Graffigna, & Caruso, 2020; Malande, Musyoki, Meyer, Godman, & Masika, 2021).

Os dois primeiros casos de COVID-19 foram confirmados no Gana em 12 de março de 2020. Consequentemente, a COVID-19 foi declarada uma Emergência de Saúde Pública de Preocupação Nacional, desencadeando várias acções de resposta, incluindo o reforço da vigilância, a deteção de casos, a gestão de casos e o rastreio de contactos, o encerramento de fronteiras, a suspensão de voos internacionais, a proibição de reuniões sociais e o encerramento de escolas. Foram activados planos de preparação e resposta para implementação a nível nacional, regional, distrital e comunitário. As abordagens estratégicas do Gana consistiam em limitar e pôr termo à importação de casos; detetar e conter precocemente os casos; expandir as infra-estruturas, a logística e a capacidade de prestar cuidados de saúde de qualidade aos doentes; minimizar as perturbações da vida social e económica e aumentar a capacidade interna de todos os sectores para fazer face aos choques actuais e futuros. O quadro estratégico do sector da saúde centrou-se nos testes, no tratamento e no acompanhamento. Até 31 de dezembro de 2020, foi confirmado um total de 535 168 casos, incluindo 335 mortes, com 53 928 recuperações e 905 casos activos. Todas as regiões registaram casos, com a Grande Acra a registar o número mais elevado (Badu, et al., 2021).

Estão a ser envidados esforços para intensificar as intervenções não farmacêuticas, manter os ganhos obtidos até à data e introduzir vacinas contra a COVID-19 para reduzir o peso das doenças na saúde pública do Gana (Badu, et al., 2021). O Gana tornou-se o primeiro país do mundo a receber cerca de 600 000 vacinas COVAX, a vacina AstraZeneca/Oxford, licenciada à Serum Institution of India para ser utilizada no país (Gruzd & Mai, 2020).

A vacinação é eficaz na prevenção da infeção e na redução da mortalidade da maioria das patologias infecciosas (Osterholm, Kelley, Sommer, & Belongia, 2012). Tem havido um rápido desenvolvimento, aprovação e autorização de utilização de emergência de várias marcas de vacinas contra a COVID-19 e a vacinação começou em dezembro de 2020 em vários países europeus (Centro Europeu de Prevenção e Controlo das Doenças, 2020). A vacinação é confirmada como a principal estratégia global para proteger e atenuar o impacto clínico do vírus da COVID-19 (Anderson, Vegvari, Truscott, & Collyer, 2020). Entretanto, a aceitabilidade das vacinas é fundamental, pois está na base do êxito de qualquer programa de vacinação (MacDonald, et al., 2015). Estudos internacionais de âmbito populacional forneceram previsões de até 70% da aceitabilidade das vacinas potenciais actuais (Lazarus, et al., 2021). O número total de doses de vacina contra o coronavírus (COVID-19) administradas no Gana até 28 de abril de 2022 era de cerca de 14,3 milhões.

Com o recente aparecimento da variante Omicron altamente transmissível (Wolter, Jassat, Walaza, & et al, 2021)a cobertura vacinal em grande escala é fundamental para a resposta nacional e mundial à pandemia. Três factores comuns que afectam o sucesso das campanhas de vacinação incluem questões de oferta e procura, mobilização social e questões logísticas (desafios frequentemente relacionados com programas de saúde subfinanciados) e a falta de vontade das pessoas de serem vacinadas assim que as doses chegam às comunidades. Nos últimos anos, a desinformação sobre as vacinas é amplificada e divulgada nas redes sociais (Dereje, et al., 2021)especialmente de instituições religiosas específicas, indivíduos e outros grupos organizados que se tornaram profundamente enraizados em plataformas online como o Facebook (Puri & Coomes, 2020; Jennings, et al., 2021).

Como parte dos esforços locais para gerir o surto da pandemia de COVID-19, o governo do Gana anunciou a sua intenção de vacinar a sua população, começando pelos trabalhadores essenciais e de alto risco (Botwe, et al., 2022).

Atualmente, as variantes generalizadas e a imunidade enfraquecida proporcionada pelas vacinas ao longo do tempo têm enfatizado ainda mais a importância da vacinação, dos reforços e dos esforços de prevenção contra a COVID-19 (Qin, Wang, Tao, Liu, & Liu, 2022). O enfraquecimento da imunidade induzida pela vacina, juntamente com o surgimento de variantes do SARS-CoV-2, levou a um aumento das infeções de emergência, o que levou a considerar a necessidade de doses de reforço da vacina. Foi relatado que as doses de reforço são seguras e aumentam os níveis de anticorpos neutralizantes específicos do SARS-CoV-2, mas desconhece-se o impacto destas doses na trajetória da pandemia global e na imunidade de grupo. Foi demonstrado que as doses de reforço aumentam os níveis de anticorpos neutralizantes específicos do SARS-CoV-2 que são reactivos aos COVs actuais. Isto é especialmente importante para proteger os idosos e os indivíduos imunocomprometidos que estão em maior risco de contrair COVID-19 grave. No entanto, as vacinas actuais proporcionam uma proteção altamente eficaz e sustentada contra as hospitalizações e mortes relacionadas com a COVID-19 em todos os grupos etários, indicando que pode não ser necessária uma dose de reforço para todos os indivíduos totalmente vacinados (Burckhardt, Dennehy, Poon, Saif, & Enquist, 2022).

O Centro de Controlo e Prevenção de Doenças (CDC) recomenda uma dose de reforço para pessoas com 65 anos ou mais, algumas pessoas que tenham sido totalmente vacinadas e cuja resposta imunitária tenha enfraquecido ao longo do tempo, como é o caso das pessoas que foram sujeitas a um transplante de órgãos (Burki, 2021). As pessoas com sistemas imunitários enfraquecidos podem não desenvolver uma proteção adequada após a administração de duas doses da vacina contra a COVID-19 combinada com ARNm. A dose adicional pode melhorar o nível de proteção contra a COVID-19. A terceira dose deve ser administrada pelo menos 28 dias após a segunda dose da vacina de ARNm (In Brief, 2021). De acordo com Jairoun et al., (2022), as pessoas com sistemas imunitários enfraquecidos podem não desenvolver uma proteção adequada após tomarem duas doses da vacina contra a COVID-19 combinada com ARNm. A dose adicional pode melhorar o nível de proteção contra a Covid-19. Estudos demonstraram que a eficácia da proteção de várias vacinas contra a hospitalização e a morte por doença grave da COVID-19 está a diminuir lentamente após um esquema de duas doses de vacinas contra a COVID-19. Em resposta à ocorrência de uma nova variante da COVID-19 e ao ressurgimento contínuo de casos, a importância da dose de reforço da vacina contra a COVID-19 e a durabilidade do efeito da terceira dose da vacina contra a variante COVID-19 Omicron são ainda controversas (Chenchula, Karunakaran, Sharma, & Chavan, 2022). Os estudos que descrevem as opiniões dos estudantes universitários do Gana sobre a dose de reforço da vacina contra a COVID-19 são limitados ou inexistentes, daí a necessidade deste estudo.

1.1 Declaração do problema

É imperativo assegurar uma utilização óptima da vacina ao nível da população para combater a pandemia mortal da COVID-19. No entanto, o fraco conhecimento e uma atitude negativa em relação à vacinação são os desafios do mundo (Aklil & Temesgan, 2021, 2022). Há provas que sugerem que uma proporção substancial de membros do público em geral totalmente vacinados (incluindo estudantes) hesita em receber uma dose de reforço da vacinação contra a COVID-19 (Pal, et al., 2021; Yoshida, et al., 2022). Os estudantes universitários representam um grupo ativo com implicações importantes na transmissão do novo coronavírus. Elucidar os seus conhecimentos, atitudes e percepções foi importante para personalizar o material de comunicação e outras actividades de informação (Middleton, et al., 2021).

Os estudantes universitários constituem um grupo demográfico distinto, com problemas de saúde subjacentes e hábitos de consumo de informação e dos meios de comunicação social diferentes dos das pessoas mais velhas. Investigações anteriores sobre estudantes universitários e vacinas revelaram uma baixa adesão à vacina contra a gripe sazonal (Poehling, Blocker, Ip, Peters, & Wolfson, 2012; Ryan, Filipp, Gurka, Zirulnik, & Thompson, 2019; Bednarczyk, et al., 2015) e baixa consideração da vacina. Num estudo de estudantes de medicina realizado por Abalkhail et al., (2017), foi relatada uma fraca adesão à vacina contra a gripe sazonal, sendo o pressuposto de que não corriam o risco de contrair gripe e os prováveis efeitos secundários da vacina os motivos mais comuns para não serem vacinados. O estudo qualitativo efectuado por Sandler e colegas (Sandler, Srivastava, Fawole, Fasano, & Feemster, 2018) sobre o conhecimento das vacinas revelou que a influência dos pais teve um efeito significativo na tomada de decisões dos estudantes.

Seanehia et al., (2017) apresentaram vários cenários hipotéticos de vacinação a estudantes universitários franceses e descobriram que uma situação epidémica estava associada à maior aceitação da vacina. Enquanto Schmid e colegas (Schmid, Rauber, Betsch, Lidolt, & Denker, 2017) reconheçam que a idade é um fator de previsão pouco fiável da adesão à vacina contra a gripe sazonal, também mostram que a maior parte da investigação é realizada sobre todo o público e não sobre um grupo de risco específico. Os jovens adultos são frequentemente incluídos na categoria mais alargada de "adultos", que engloba qualquer pessoa com mais de 18 anos. Os adultos em idade universitária são de particular relevância, dado que a segunda vaga de COVID-19 no Canadá observou um maior número de jovens adultos infectados e hospitalizados do que a primeira (Glowacki, 2020). Consequentemente, o planeamento da saúde pública exige uma compreensão das percepções dos jovens adultos sobre a COVID-19 e a sua vontade de tomar uma vacina (Mant, Aslemand, Prine, & Holland, 2021).

Ainda não foram publicados estudos sobre as impressões dos estudantes universitários relativamente à vacina contra a COVID-19 (Barello, Nania, Dellafiore, Graffigna, & Caruso, 2020; Grech & Gauci, 2020), sendo o Gana um exemplo, daí a necessidade deste estudo. Num inquérito australiano, Faase e Newby descobriram que a idade mais jovem (Faasee & Newby, 2020; Mercadante & Law, 2021) estava relacionada com uma menor adesão aos comportamentos de prevenção da saúde no âmbito da COVID-19.

Os estudantes são um bom alvo para os programas educativos, uma vez que ainda estão no seu período de formação e são susceptíveis de modificar os seus hábitos (Mercadante & Law, 2021). Com este pano de fundo, este estudo oferece uma oportunidade para avaliar as opiniões dos estudantes da Valley View University sobre os reforços da Covid-19 após a introdução das vacinas contra a COVID-19 no Gana.

1.   2 Objetivo do estudo

O objetivo deste estudo é examinar as opiniões sobre o reforço da vacina contra a COVID-19 entre os estudantes universitários, centrando-se nos estudantes de enfermagem noturnos da Universidade de Valley View, em Oyibi, na Grande Acra, no Gana.

1.   3Questões de investigação

a) Qual é a perceção dos estudantes noturnos da Valley View University em relação à vacina e ao reforço contra a COVID-19?

b) Qual é o nível de conhecimento e de atitude dos estudantes do ensino noturno em relação à COVID-19?

c) Que factores afectam a vontade dos estudantes noturnos da Valley View University de receberem a dose de reforço da vacina contra a COVID-19?

1.4 Objectivos da investigação

Os objectivos específicos do estudo são os seguintes

1) Investigar a perceção dos estudantes do ensino noturno relativamente à vacina e ao reforço contra a COVID-19.

2) Analisar os conhecimentos e a atitude dos estudantes do ensino noturno em relação à COVID-19.

3) Examinar os factores que influenciam a vontade dos estudantes noturnos da Valley View University de receber a dose de reforço da vacina contra a COVID-19.

1.   5Significado do estudo

Investigação: Este estudo contribuiria para a literatura disponível e para o conhecimento. A perceção dos estudantes sobre o reforço da vacina contra a COVID-19 contribui significativamente para a literatura e para a partilha de conhecimentos. Até à data, foram publicados poucos estudos sobre as percepções ou opiniões dos estudantes universitários sobre a vacina contra a COVID-19 no Gana.

Sector da saúde: O resultado do estudo contribuiria significativamente para o sector da saúde. Compreender as percepções dos jovens adultos sobre a COVID-19 e a sua intenção de receber uma vacina é essencial para o planeamento da saúde pública. Os estudantes são um bom alvo para campanhas educativas, uma vez que ainda estão no seu período de formação e estão abertos a mudar os seus hábitos. Para que as campanhas educativas sejam eficazes e para que se consiga uma adesão generalizada à vacina, é necessário compreender as percepções deste grupo específico no que diz respeito à gravidade, às barreiras e aos benefícios percebidos, a fim de enquadrar eficazmente as pistas de ação da saúde pública.

Governo e decisores políticos: Os resultados deste estudo informariam a política do governo, entre outros. É necessário ter uma compreensão precisa das intenções do público em relação à aceitação da vacina contra a COVID-19, especialmente tendo em conta os planos do governo de lançar a vacina de reforço contra a COVID-19 entre a população. As percepções das pessoas em relação à vacina de reforço contra a COVID-19 são cruciais para que o Governo e os decisores políticos enfrentem todas as barreiras à distribuição da vacina. Os dados sugerem que uma proporção substancial de membros do público em geral totalmente vacinados, incluindo estudantes, hesita em receber uma dose de reforço da vacina contra a COVID-19. Se a ingestão da dose de reforço da vacina contra a COVID-19 encontrou tanta resistência entre os ganeses e, nesse caso, entre os estudantes, então é importante compreender os estudantes para definir estratégias para a sua distribuição.

1.   **6Delimitação do estudo**

Embora tenham sido feitos esforços para aumentar a validade e a fiabilidade da investigação, é importante reconhecer as limitações do estudo. Os participantes no inquérito foram seleccionados por amostragem de conveniência e o estudo centrou-se apenas nos estudantes da Valley View University, limitando a generalização dos resultados a outros contextos universitários ou a populações mais vastas. Além disso, o estudo não controlou o nível de educação como fator de previsão entre os jovens adultos participantes. Apesar destas limitações, a investigação oferece informações valiosas sobre um segmento importante da população.

1.7 Organização do estudo

Após o Capítulo Um (Introdução), que examina os antecedentes do estudo, a definição do problema, a finalidade do estudo, as questões de investigação, os objectivos da investigação, a importância do estudo e as limitações do estudo, o Capítulo Dois aborda a revisão da literatura, nomeadamente uma panorâmica da situação da COVID-19 no Gana (Resposta à pandemia de COVID-19 no Gana & Resposta à Covid-19 no Gana), Importância da vacinação completa contra a Covid-19, Perceção dos estudantes universitários em relação ao reforço da COVID-19, Conhecimentos e atitudes dos estudantes em relação à vacinação de reforço contra a COVID-19 e Factores que influenciam a atitude em relação à aceitação da dose de reforço da vacina entre os estudantes universitários. O Capítulo Três apresenta a metodologia aplicada no estudo, o Capítulo Quatro mostra a análise e discussão dos dados e o Capítulo Cinco apresenta o resumo, a conclusão e a recomendação do estudo.

CAPÍTULO DOIS

REVISÃO DA LITERATURA

2.0　Introdução

O capítulo apresenta uma revisão do estudo, que inclui os antecedentes do estudo, a importância da vacinação contra a COVID-19, a perceção dos estudantes universitários em relação à dose de reforço da COVID-19, o conhecimento e a atitude dos estudantes em relação à vacinação de reforço contra a COVID-19 e os factores que influenciam as atitudes em relação à aceitação da dose de reforço da vacina entre os estudantes universitários. O investigador realizou uma revisão documental, analisando a literatura relevante de outros investigadores de publicações e livros publicados na Internet para informar o estudo, utilizando os motores de busca Google e Google Scholar. A revisão foi feita com base nos seguintes subtítulos:

1　Visão geral da COVID-19

2. Importância da vacinação completa contra a COVID-19

3. Perceção dos estudantes universitários em relação ao impulsionador da COVID-19

4. Conhecimentos e atitudes dos estudantes em relação à vacinação de reforço contra a COVID-19

5. Factores que influenciam a atitude em relação à aceitação da dose de reforço da vacina entre estudantes universitários

2.1   Visão geral da Covid-19

As vacinas são um instrumento importante para travar a propagação da pandemia de gripe como a COVID-19. Mais de 100 candidatos estiveram na corrida para produzir a vacina contra a COVID-19 (Pogue, et al., 2020). Embora a vacina contra a COVID-19 tenha sido lançada rapidamente, entrou no mercado apenas nove meses após a identificação do vírus (Bhartiya, et al., 2021). Várias vacinas contra a COVID-19 foram aprovadas e aplicadas em várias partes do mundo.

Os candidatos à corrida continuam a tentar desenvolver uma vacina contra a COVID-19 para travar a propagação da doença e as suas consequências devastadoras, cobrindo a variante máxima do vírus (Chan, Cheng, Tam, Huang, & Lee, 2015) e, à medida que a pandemia avança, é provável que sejam produzidas vacinas mais recentes e bem sucedidas. No entanto, é essencial avaliar a aceitação da vacinação contra a COVID-19 por parte da população para que as vacinas sejam efetivamente administradas (Reiter, Pennell, & kATZ, 2020).

De acordo com o World in Statistics, são utilizadas 10 vacinas diferentes em todo o mundo. A vacina Pfizer-BioNTech, que é 95% eficaz na minimização das infecções por coronavírus, foi utilizada em 76 países. Vários países deram o seu consentimento às vacinas, mas ainda não começaram a prescrevê-las (Holder, 2022). A estratégia de distribuição da vacina varia consoante a região. Alguns proponentes apelaram à vacinação do maior número possível de indivíduos, enquanto outros procuraram dar prioridade à vacinação de grupos desfavorecidos. Além disso, a aceitabilidade de uma vacina recentemente introduzida é um fator importante a ter em conta, juntamente com a sua cobertura na população, para um programa de imunização eficaz (Bhartiya, et al., 2021).

Antes da confirmação do surto no Gana, foi efectuada uma avaliação do estado de preparação e foi desenvolvida uma estratégia de resposta liderada pelo Departamento Nacional de Vigilância das Doenças do Serviço de Saúde do Gana. Além disso, o país deu orientações no Aeroporto Internacional de Kotoka (KIA) e noutros portos de entrada para o rastreio e o tratamento eficazes de casos suspeitos, bem como formação em rastreio de contactos para antigos alunos e residentes do Programa de Formação em Epidemiologia de Campo e Laboratórios do Gana (FELTP do Gana) e para o pessoal do Serviço de Saúde do Gana (GHS). O GHS e todas as outras agências do Ministério da Saúde (MISAU) reforçaram a vigilância de rotina em todos os estabelecimentos de saúde. Em 11 de março, o Governo do Gana afectou 100 milhões de dólares para reforçar o plano de preparação e resposta ao coronavírus do Gana. Os Ministérios da Saúde, da Informação e dos Meios de Comunicação Social instituíram uma educação de massas agressiva e campanhas para criar a necessária sensibilização no Gana (Kenu, Frimpong, & Koram, 2020). Os dois primeiros casos de COVID-19 foram notificados em 12 de março de 2020. Os casos eram todos importados, mas a doença espalhou-se rapidamente pela comunidade e, uma semana depois dos primeiros casos, o país confirmou casos em indivíduos sem ligações a viagens ao estrangeiro. A maioria dos casos registou-se nas duas cidades mais populosas de Accra e Kumasi (Kenu, Frimpong, & Koram, 2020).

A nível mundial, foram administradas mais de 400 milhões de doses de vacina até 18 de março de 2021, o que equivale a 5,2 doses por cada 100 pessoas. Pelo menos 143 países e territórios administraram mais de 409 milhões de doses de uma vacina contra a COVID-19, de acordo com a CNN Health, apenas um ano após o primeiro caso de COVID-19 ter sido identificado na China. Existe também uma disparidade significativa entre os sistemas de vacinação de várias nações (Holder, 2022). O Gana recebeu a primeira remessa de vacinas contra a COVID-19 através da plataforma COVAX da OMS (Amo-Adjei, Nurzhynska, Essuman, & Lohiniva, 2022).

2.1.   1Importância da vacinação completa contra a COVID-19

 O Gana recebeu a vacina da AstraZeneca, Moderna, Pfizer, Johnson e Johnson Sputnik V da Alemanha, Dinamarca, Noruega e Islândia. Em 24 de fevereiro de 2021, o Gana tornou-se o primeiro país a receber 600 000 vacinas contra a COVID-19 da AstraZeneca através do esquema COVAX (Vaccine Global Access Facility). O Gana tornou-se o primeiro de 92 países beneficiários a receber as vacinas contra a COVID-19 do COVAX, de acordo com a Organização Mundial de Saúde (OMS). A política do Gana consiste em criar imunidade de grupo, vacinando pelo menos 20 milhões dos 30,8 milhões de ganeses atualmente estimados, e a primeira vacinação contra a COVID-19 no país teve início na terça-feira, 2 de março de 2021, como medida para travar a propagação da doença. De acordo com o Serviço de Saúde do Gana (GHS), até 30 de junho de 2022, foram administradas 17 409 005 doses de vacinas contra a COVID-19, tendo 10 733 719 pessoas recebido pelo menos uma dose. O Dr. Kwame Amponsa-Achiano, Gestor de Programa, Programa Alargado de Imunização, GHS, numa entrevista, diz que 7 510 586 pessoas foram totalmente vacinadas, enquanto 1 192 595 pessoas receberam a primeira dose e 1 192 595 receberam a dose de reforço. Das 17 409 005 vacinas contra a Covid-19 que foram administradas aos ganeses, 10 096 925 são da AstraZeneca, 17 982 são da Sputnik-V, a Moderna tem 1 065 357, a Pfizer-BioNTech tem 3 910 669 e a Janssen tem 2 318 072 vacinas (Sarpong, 2022).

De acordo com a OMS, em 10th de março de 2020, foram publicados relatórios sobre o desenvolvimento de vacinas eficazes e seguras contra o SARS-CoV-2, que foram aprovadas condicionalmente para utilização generalizada no final de 2020 (OMS, 2020). Após quase um ano, sabe-se que a vacinação de acompanhamento reduz drasticamente o risco de doença grave, hospitalização e morte por COVID-19 (Agrawal, et al., 2021; Moghadas, et al., 2021). O nível de imunidade proporcionado pela vacina pode variar consoante a vacina utilizada, o intervalo entre as doses, bem como as condições individuais e a variante do vírus (Payne, et al., 2021; Abu-Raddad, et al., 2017; Abu-Raddad, Chemaitelly, & Butt, 2021; Lopez, et al., 2021).

Além disso, estudos demonstraram que, com o tempo, os níveis de imunidade humoral podem diminuir e até mesmo desaparecer (Levin, et al., 2021; Chemaitelly, et al., 2021). Além disso, existe um grupo de doentes, incluindo aqueles com uma função reduzida do sistema imunitário, nos quais o esquema básico produziu um baixo nível de anticorpos neutralizantes ou o organismo não os produziu de todo. Com base nestes dados, foram realizados estudos para investigar a administração de uma dose suplementar em pessoas com imunocompetência reduzida, que demonstrou aumentar significativamente a proteção, e a administração de uma dose de reforço em pessoas com um sistema imunitário saudável, a fim de prolongar a proteção proporcionada pela vacinação primária (Benotmane, et al., 2021; Kamar, et al., 2021).

Na sequência de relatos de um declínio gradual da proteção após a vacinação e do bom efeito de uma dose de reforço seis meses após a vacinação primária, muitos países tomaram a decisão de administrar doses de reforço (Levin, et al., 2021; Chemaitelly, et al., 2021; Benotmane, et al., 2021; Kamar, et al., 2021). O primeiro país a implementar a vacinação de reforço foi Israel, em junho de 2021. Seguiram-se outros países, incluindo a Alemanha, a Rússia, a China, a França e os Emirados Árabes Unidos (Callaway, 2021). [th]Um relatório sugeria que, em 24 de agosto de 2022, o número de doses de vacinas contra a COVID-19 administradas no Gana era de 11 351 092 (49,7% dos 22,9 milhões), representando 35,8% da população total. O número de pessoas totalmente vacinadas foi de 8 224 173 (36% de 22,9 milhões), constituindo 25,9% da população total. Além disso, 1 753 748 pessoas receberam uma dose de reforço[st] (Serviço de Saúde do Gana, 2022). De acordo com a OMS, um total de 18.396.070 doses foram administradas até 27th de agosto de 2022, (OMS, 2022).

Os ensaios clínicos indicaram a eficácia de uma dose de reforço no reforço da resposta imunitária após a receção de vacinas de ARNm seis meses após a vacinação completa e dois meses após a vacinação completa com a vacina J&J/Janssen (CDC, 2021). Os participantes nestes ensaios clínicos que receberam reforços das vacinas da Pfizer-BioNTech e da J&J/Janssen ficaram protegidos da infeção grave por COVID-19. O aparecimento da variante Omicron, as viagens durante as férias e as actividades em recintos fechados devido ao tempo frio sublinham a importância da vacinação com uma série inicial e reforços (CDC, 2021; Oliver, 2021).

Vários estudos descreveram que os benefícios da administração de uma dose de reforço da vacina contra a COVID-19 reduzem a incidência de casos, doenças graves e mortalidade em diferentes grupos etários (Bar-On, et al., 2021; Bar-On, et al., 2021; Arbel, et al., 2021). Um relatório publicado pelo CDC mostrou que a incidência e a taxa de hospitalização da variante Omicron foram mais altas entre os adultos não vacinados e mais baixas entre os adultos totalmente vacinados mais um reforço (Arbel, et al., Reforço da vacina BNT162b2 e mortalidade devido à Covid-19, 2021). Com o início do inverno nos EUA, os casos de COVID-19 aumentaram entre os indivíduos vacinados e não vacinados. Assim, justifica-se a exigência de uma dose de reforço (Swan, et al., 2021).

2.   2Percepção dos estudantes universitários em relação ao impulsionador da COVID-19

Foi realizado um estudo em linha na Polónia para avaliar a perceção dos estudantes polacos em relação à recomendação de receber uma dose de reforço da vacina contra a COVID-19 e para avaliar as principais razões para recusar ou adiar a decisão. O estudo revelou que, de todos os estudantes (1275) incluídos na amostra, 38 (2,5%) já tinham recebido a dose de reforço da vacina contra a COVID-19 e 1031 (67,4%)

gostariam de a receber o mais rapidamente possível. Quarenta e cinco (2,9%) inquiridos referiram que não estavam completamente dispostos a tomar a dose de reforço. A ocorrência de eventos adversos após a vacinação primária foi comunicada por 79,9% dos participantes no inquérito. As razões mais comuns pelas quais os inquiridos se recusaram a ser vacinados foram a falta de confiança na eficácia da dose de reforço e a ocorrência de eventos adversos neles ou nos seus entes queridos. Não foi demonstrado que a idade, o sexo, a residência ou o estado de relacionamento afectassem a atitude em relação à expansão do calendário básico de vacinação. Em conclusão, um em cada três inquiridos planeava atrasar ou abster-se de tomar a dose de reforço da vacina contra a COVID-19. A principal razão para a recusa da vacinação é a convicção de que a vacinação anterior proporciona proteção suficiente (Babicki & Mastalerz-Migas, 2022).

Além disso, evidências acumuladas mostraram que a imunidade induzida pela vacina diminui com o tempo. Os dados do CDC sobre a COVID-19 entre os residentes de lares de idosos observaram que a eficácia da vacina de ARNm contra esta infeção diminuiu de 74,7% no período de março a maio de 2021 para 53,1% em junho-julho de 2021. Outro estudo comunicou que a eficácia da vacina contra as infecções entre os estudantes de Nova Iorque, entre 3 de maio e 25 de julho de 2021, diminuiu para todos os grupos etários em geral; no entanto, a redução foi mais significativa para o grupo etário 18-49 anos, uma vez que a eficácia desceu de 91,8% para 71,6% (Rosenberg, et al., 2021).

Uma nota técnica da Agência de Segurança da Saúde do Reino Unido (UK) comunicou que a eficácia da vacina de ARNm em indivíduos totalmente vacinados diminuiu de cerca de 65-70% para cerca de 10% no quinto mês após a segunda dose, enquanto a eficácia do reforço foi de 65-75%, 55-65% e 45-50% após 2-4 semanas, 5-9 semanas e após 10 semanas de administração, respetivamente (UK Health Security Agency., 2022).

Um estudo realizado para explorar a perceção dos estudantes sobre as vacinas de reforço (SARS-CoV-2) entre estudantes de medicina por New York Institute of Technology College of Osteopathic Medicine (NYITCOM , 2022), entre 319 estudantes de Osteopathic Medical Students (OMS I-IV) indicou que cerca de 70.2% (224/319) indicaram que já tinham recebido uma dose de reforço, enquanto 29,5% (94/319) indicaram que ainda não a tinham recebido devido à desconfiança em relação aos produtos farmacêuticos, à construção de uma imunidade duradoura através de vacinas e aos efeitos adversos das vacinas, que foram os factores de previsão mais significativos para a disponibilidade dos participantes para aceitarem uma dose de reforço.

De acordo com Al Janabi & Pino, (2022), alguns estudantes também sentem que a hesitação vacinal em torno do reforço da COVID-19 foi predominante durante o surto da variante altamente transmissível Omicron. Esta constatação exige algumas abordagens baseadas em dados concretos para aumentar a adesão ao reforço entre um subgrupo da população cujo impacto é crítico.

Além disso, um estudo realizado por Lai et al. (2021) entre 1 145 estudantes da amostra indicou que 84,80% referiram aceitar a vacinação de reforço contra a COVID-19, considerando os benefícios elevados. De um total de 787 inquiridos incluídos na amostra deste estudo, quase três quartos (75,3%) tinham entre 18 e 30 anos, 69,6% eram do sexo feminino e 60,7% tinham um grau de licenciatura/bacharelato ou superior. Além disso, 100% dos inquiridos tinham recebido pelo menos uma dose da vacina contra a COVID-19. A maioria dos inquiridos tinha recebido a vacina da BioNTech-Pfizer (32,2%), seguida de perto pela Sinovac e pela Sinopharm com 27,7% e 24,6%, respetivamente. Globalmente, 77,8% dos participantes estavam dispostos a receber a dose de reforço da vacina contra a COVID-19. As principais razões para a falta de vontade foram preocupações de segurança devido a efeitos secundários após doses anteriores (34,8%), o facto de a COVID-19 ser semelhante à gripe sazonal (26,4%), seguido da crença na imunidade natural (22,9%). 47,1% declararam preferir a vacina BioNTech-Pfizer como reforço, enquanto a AstraZeneca foi a menos preferida (1,0%).

Além disso, um estudo separado entre 180 estudantes em Nova Iorque expressou uma ausência ou um baixo nível de medo da dose de reforço (47,3%). A maioria dos inquiridos concordou/concordou fortemente que era seguro receber uma dose adicional (60,1%). Poucos concordaram/concordaram fortemente com a afirmação de que estavam preocupados com reacções adversas graves após a dose adicional (26,4%). Relativamente à eficácia da vacina, 44,1% concordaram/concordaram fortemente que os reforços são eficazes contra as variantes da COVID-19. Em conclusão, os participantes manifestaram preocupações quanto à segurança dos reforços, com 43,7% a recear efeitos secundários. As comorbilidades existentes entre os inquiridos e a noção de que a imunidade natural percebida protege contra o coronavírus contribuíram significativamente para a diminuição da vontade de receber um reforço (Moeed, et al., 2022).

Além disso, um estudo realizado entre estudantes universitários na Índia e na Arábia Saudita, envolvendo (530), indica que 78% eram licenciados, 19% eram pós-graduados e 3% eram doutorados. Além disso, dos 303 inquiridos da Arábia Saudita, 45% eram licenciados, 41% eram pós-graduados e 14% eram doutorados. Além disso, 84% dos estudantes indianos e 67% dos estudantes da Arábia Saudita responderam afirmativamente que estão dispostos a tomar as vacinas de reforço contra a Covid-19 ou a tomá-las sem hesitação. Foi referido que 165 dos estudantes indianos e 33% dos estudantes sauditas responderam negativamente à toma de uma vacina de reforço. Na Índia, as apreensões quanto à eficácia da vacina (32%) e os possíveis efeitos adversos a longo prazo foram os principais impedimentos à vacinação (31%). As preocupações com o facto de não compreenderem suficientemente a vacinação (30%) e a probabilidade de efeitos adversos a longo prazo (28%) foram as razões mais prevalecentes entre os estudantes incluídos na amostra da Arábia Saudita (Sajith, et al., 2022).

De acordo com um estudo realizado na Índia por Sajith et al., (2022), os estudantes dos dois países variaram nas respostas à ingestão da vacina de reforço contra a COVID-19. A maioria dos estudantes da Índia (86%) e da Arábia Saudita (56%) acredita que a vacinação de reforço contra a COVID-19 não tem reacções adversas. Além disso, uma elevada percentagem de estudantes da Índia (79%) e da Arábia Saudita (73%) incentivou os seus familiares, amigos e parentes a tomarem a vacina de reforço contra a COVID-19. Na opinião da maioria dos estudantes da Índia (73%) e da Arábia Saudita (68%), a vacina de reforço contra a COVID-19 pode reduzir as complicações associadas à COVID-19. A maioria dos estudantes entrevistados da Índia (72%) e da Arábia Saudita (56%) recebeu a dose de reforço não por ser obrigatória. Quando se perguntou aos estudantes se apenas os indivíduos de alto risco, como os profissionais de saúde e os idosos com outras doenças, precisavam de uma dose de reforço, 82% da Índia e 52% da Arábia Saudita responderam.

2.   3Conhecimento e atitudes dos alunos em relação à vacinação de reforço contra a COVID-19

Um estudo destinado a examinar as atitudes e os comportamentos em relação à vacina de reforço contra a COVID-19 entre os estudantes e o pessoal universitário no outono de 2021 revelou que 96,2% dos inquiridos indicaram estar dispostos a tomar uma vacina de reforço contra a COVID-19 pelo menos uma vez por ano. Tanto na análise bivariada como na multivariada, uma maior confiança na ciência foi associada a uma maior probabilidade de vontade de reforço. Aqueles que se identificam como negros, em média, relataram confiar menos na ciência do que outros grupos raciais/étnicos. Os resultados demonstram uma elevada vontade de receber uma injeção de reforço contra a COVID-19 e salientam a importância das mensagens e iniciativas educativas que se centram no reforço da confiança na ciência para aumentar a vontade de receber o reforço contra a COVID-19. Esta compreensão ajudará a determinar quais as mensagens e populações a visar para aumentar a vontade de receber uma injeção de reforço no futuro (Lee, et al., 2022).

Raylat et al. (2022) adoptaram um desenho de estudo transversal utilizando um questionário em linha distribuído numa universidade jordana com uma escola de medicina escolhida aleatoriamente para explorar as atitudes em relação a questões recentes de vacinação entre os estudantes universitários na Jordânia. O inquérito incidiu sobre as preferências em relação à vacina contra a COVID-19, os factores que afectam as preferências em relação à vacina contra a COVID-19 e as vacinas de reforço, entre outros. Um total de 417 estudantes completou o inquérito. A maioria dos inquiridos (54,7%) preferiu a vacina da Pfizer e 6,2% recusaram-se a tomar qualquer vacina. A eficácia da Pfizer contra novas estirpes é um fator principal na preferência pela Pfizer em relação a outras vacinas (p < 0,01). A maioria dos inquiridos (71%) acredita que a vacinação é crucial para evitar surtos de COVID-19 a partir de novas estirpes de COVID-19 e 70% acredita que as vacinas de reforço necessitam de mais estudos para provar a sua eficácia. Os estudantes tiveram atitudes mistas em relação a muitas questões recentes relativas à vacinação contra a COVID-19. Estudar estes factores e atitudes de forma mais aprofundada e em diferentes populações pode abrir caminho para melhorar as taxas de vacinação em todo o mundo.

Rahman et al. (2022) realizaram um inquérito transversal em linha entre estudantes universitários do Bangladeche sobre conhecimentos, atitudes e hesitações em relação à vacina contra a COVID-19. De um total de 449 estudantes universitários que participaram, a maioria destes estudantes, 58,13% e 64,81% dos estudantes universitários, comunicaram conhecimentos e atitudes positivos em relação à vacina contra a COVID-19. 54,34% destes estudantes concordaram que a vacina contra a COVID-19 é segura e eficaz. 43,88% acreditavam que a vacina poderia travar a pandemia. A correlação de Spearman's Rank determinou a correlação positiva entre conhecimento e atitude. A correlação negativa foi determinada entre o conhecimento positivo e a hesitação, e a atitude positiva e a hesitação. Os estudantes universitários com conhecimentos e atitudes positivos revelaram menor hesitação. As análises de regressão logística múltipla determinaram que o tipo de universidade e o grau de licenciatura eram os factores de previsão dos conhecimentos, ao passo que apenas o grau de licenciatura era o fator de previsão das atitudes. 26,06% da população estudada mostrou hesitação em relação à vacina. O tipo de universidade e a licenciatura também foram determinados como factores de previsão desta hesitação.

Seiscentos (600) estudantes participaram num estudo sobre as atitudes dos estudantes em relação à vacinação contra a COVID-19: Um Estudo Inter-Universitário da Bulgária. Cerca de 62% (371/600) dos indivíduos declararam ter sido vacinados contra a COVID-19 com pelo menos uma dose (p < 0,001). No geral, 33% dos participantes procuraram informações sobre vacinas em plataformas de partilha de vídeos e 36,0% (216/600) em plataformas de redes sociais (Moskova, et al., 2022).

Neste estudo sobre Conhecimentos e Atitudes em relação à Vacinação contra a COVID-19 e Factores Associados entre Estudantes Universitários no Noroeste da Etiópia, 46,8% (IC 95%: 43,3, 50,6) dos estudantes da Etiópia tinham bons conhecimentos e 50% (IC 95%: 45,9, 53,7) tinham uma atitude positiva em relação à vacinação contra a COVID-19. Ter uma doença comorbidade e ser do sexo masculino estavam significativamente associados a um bom conhecimento. Além disso, ser casado, ser estudante de ciências da saúde, estar exposto aos meios de comunicação social, ter um bom conhecimento sobre a vacinação contra a COVID-19 e ter o ensino primário paterno foram significativamente associados a uma atitude positiva em relação à vacinação contra a COVID-19 (Aklil & Temesgan, 2022).

A avaliação dos conhecimentos, atitudes e práticas dos estudantes em relação à pandemia de COVID-19, efectuada por Singh et al. (2020), mostrou que mais de 70% dos estudantes incluídos na amostra tinham bons conhecimentos sobre os sintomas da COVID-19, o modo de transmissão e as medidas preventivas, e 66% conheciam as abordagens de tratamento. As redes sociais (83%) e a televisão (77%) foram as suas principais fontes de informação. A maioria dos estudantes mostrou-se disposta a seguir as directrizes de distanciamento social e confinamento; no entanto, apenas 27% se aperceberam do risco de infeção. Quase todos os estudantes indicaram cumprir os conselhos de saúde do governo.

2.4 Factores que influenciam a atitude em relação à aceitação da dose de reforço da vacina entre os estudantes universitários

Um total de 216 estudantes de enfermagem completou o inquérito, dos quais 69,4% (n = 150) eram do sexo masculino e mais de metade dos participantes eram da Arábia Saudita (55,1%, n = 119). Dois terços dos estudantes (75,5%, n = 161) referiram que concordavam em receber um reforço da vacina contra a COVID-19. As pontuações totais da atitude dos estudantes variaram entre 28 e 35, com uma pontuação média de 15,8 (DP = 2,5), representando 73% da pontuação máxima possível, com 79,3% classificados como "atitude positiva em relação à dose de reforço da COVID-19". Os reforços da vacina podem causar infeção, os reforços da vacina são ineficazes, a preocupação com os efeitos adversos e a falta de segurança foram as principais barreiras que influenciaram a aceitação do reforço da vacina contra a COVID-19. Os estudantes de enfermagem revelaram taxas de aceitação elevadas em relação à vacina de reforço contra a COVID-19. No entanto, os educadores de enfermagem devem prestar mais atenção às barreiras que influenciam a aceitação da vacina de reforço contra a COVID-19. A preparação de estudantes de enfermagem com uma atitude positiva em relação à vacina de reforço contra a COVID-19 é muito importante para a segurança dos doentes e da comunidade (Al-Mugheed, Al-Rawajfah, Bani-Issa, & Rababa).

Segundo Yupari-Azabche et al., (2022), entre os fatores associados à aceitação das vacinas, foram encontrados fatores sociodemográficos, como idade e renda familiar, fatores culturais, como nível de conhecimento, e fatores de saúde, como ter outra doença crônica e uma vacina com maior confiança (p<0,05). Além disso, 12% da população não confia nelas, 10% tem medo de que possam causar trombose, 13% não concorda com a vacinação para crianças, 7% acha que será implantado um chip e 8% acredita que seu DNA DNA será alterado. No entanto, a maioria das pessoas aceita a vacinação e considera-a necessária.

Um estudo realizado por Attia et al., (2022) sobre a prevalência e os fatores de hesitação no reforço da vacina contra a COVID-19 entre estudantes universitários e funcionários alemães revelou que, dos 930 recrutados, a aceitação geral da vacina contra a COVID-19 foi satisfatória (87,8%) e induzida por vários promotores altruístas, por exemplo, proteção da saúde da família, proteção da saúde da comunidade e proteção da saúde dos pacientes. Os estudantes (86,3%), os participantes previamente infectados (76,4%), os participantes que não receberam doses iniciais de vacinas contra a COVID-19 (2,5%) e os que foram hospitalizados (40%) e procuraram cuidados/tratamento médico após receberem doses iniciais (86.8%) eram menos propensos a aceitar a vacina contra a COVID-19 em comparação com os funcionários (90,7%), os participantes que não estavam previamente infectados (88,6%) e os que receberam a dose inicial (91,7%), e os participantes que não foram hospitalizados (92%) e não procuraram cuidados/tratamento médico após as doses iniciais (92,9%), respetivamente. A perceção da eficácia da COVID-19 VB contra a doença grave (rácio de probabilidades ajustado "AOR": 47,65-95% intervalo de confiança "CI": 23,65-96,49), infeção sintomática (AOR: 9,87-95% CI: 5,20-18.71), a transmissão comunitária (AOR: 5,34-95% CI: 3,00-9,49) e as variantes emergentes (AOR: 19,12-95% CI: 10,57-34,55) foram factores de previsão fundamentais para a aceitação da COVID-19VB; por conseguinte, é necessário realçá-la nas mensagens sobre a vacina.

Uma avaliação dos conhecimentos e da perceção da COVID-19 revelou que os estudantes ainda não dispõem de informações e dados fiáveis sobre as opções de tratamento aprovadas pela FDA (70,5%), as variantes do SARS-CoV-2 (96,5%) e uma vacina aprovada. O nível de adesão demonstrou estar associado à crença na sua capacidade de gerir eficazmente a nova variante. Curiosamente, 85% dos estudantes receberam pelo menos uma dose da vacina aprovada. Foi detectada uma correlação positiva significativa entre o nível de adesão às precauções recomendadas e a intenção de tomar uma terceira dose de reforço, caso se prove a sua eficácia. As atitudes e práticas dos estudantes relativamente às medidas de segurança recomendadas devem ser reavaliadas para melhor gerir a pandemia (Al Omari, Mourad, Al Faraj, & Abed, 2022).

Um estudo realizado entre 496 estudantes de medicina sobre os seus conhecimentos e atitudes em relação à administração de doses de reforço das vacinas contra a COVID-19 indicou que todos os participantes tinham algum conhecimento sobre a dose de reforço da vacina, no entanto, 89,1% (442/496) receberam a segunda dose da vacina e 90,7% (450/496) indicaram que hipoteticamente receberiam a vacina contra a COVID-19 no futuro. Além disso, 84,5% (419/496) de todos os participantes estavam dispostos a receber uma terceira dose da vacina. Em relação à vontade de receber uma terceira dose da vacina contra a COVID-19, os modelos de regressão logística múltipla mostraram que a nota dos alunos e as suas respostas às atitudes positivas em relação à vacinação, a crença na proteção oferecida pela vacinação contra a COVID-19, a preocupação com o desenvolvimento excessivamente rápido das vacinas contra a COVID-19, a necessidade de aspectos da vida pré-pandémica e a preocupação com a sustentabilidade da imunidade tiveram associações significativas com este resultado. A confiança nas vacinas, o relaxamento das restrições de mobilidade e a preocupação com a sustentabilidade da imunidade motivam a vontade de receber uma terceira dose da vacina contra a COVID-19 em estudantes de medicina (Sugawara, Yasui-Furukori, & Shimoda, 2021).

2.   5Resumo da pesquisa bibliográfica

A investigação analisada nesta literatura sugere que as vacinas são um instrumento importante para travar a propagação da pandemia como a COVID-19 e a sua distribuição. Aborda também os tipos de vacinas e a importância da vacinação completa contra a COVID-19. Isto inclui o desenvolvimento de vacinas eficazes e seguras, bem como doses de reforço eficazes. A investigação sobre a perceção dos estudantes em relação à recomendação de receber uma dose de reforço e os motivos que os levaram a recusar ou a adiar a decisão revelou os motivos mais comuns pelos quais os inquiridos se recusaram a ser vacinados, tais como a falta de confiança na eficácia da dose de reforço e a ocorrência de eventos adversos neles ou nos seus entes queridos. Noutros estudos sobre o conhecimento e a atitude dos estudantes em relação à vacinação de reforço contra a COVID-19, uma percentagem elevada de estudantes indicou estar disposta a receber o reforço contra a COVID-19. Os resultados demonstram uma elevada vontade de receber uma vacina de reforço contra a COVID-19 e salientam a importância das mensagens e iniciativas educativas que se centram no reforço da confiança na ciência para aumentar a vontade de receber o reforço contra a COVID-19. Verificou-se também uma elevada percentagem de estudantes com conhecimentos e atitudes positivos em relação à vacina contra a COVID-19 e à vacinação. Por último, a literatura fornece sugestões sobre os factores que influenciam as atitudes em relação à aceitação da dose de reforço da vacina entre os estudantes universitários. Estes incluem factores sociodemográficos, como a idade e o rendimento familiar, factores culturais, como o nível de conhecimentos, e factores de saúde, como ter outra doença crónica e uma vacina.

CAPÍTULO TRÊS

METODOLOGIA

3.   0Introdução

O capítulo fornece informações sobre a metodologia do estudo. As áreas incluem a conceção do estudo, o contexto do estudo, a população-alvo, o instrumento de estudo, o procedimento de recolha de dados e a análise estatística ou de dados. O capítulo aborda igualmente a fiabilidade e a validade.

3.   1Concepção do estudo

A conceção da investigação tem por objetivo fornecer um quadro adequado para um estudo. Uma decisão muito importante no processo de conceção da investigação é a escolha a fazer relativamente à abordagem da investigação, uma vez que esta determina a forma como será obtida a informação relevante para um estudo; no entanto, o processo de conceção da investigação envolve muitas decisões inter-relacionadas (Aaker, Kumar, & George, 2000). Este estudo utilizou um questionário bem estruturado para um estudo quantitativo, recorrendo a uma abordagem descritiva para analisar as "Opiniões sobre o reforço da vacina contra a COVID-19 entre os estudantes de enfermagem noturnos da Valley View University no campus da cidade de Acra, na região da Grande Acra, no Gana.

De acordo com Islamia, (2017)o desenho da investigação é o processo de organizar sistematicamente os métodos adequados necessários para a recolha e análise de dados de forma a garantir que a sua relevância contribui para o objetivo do estudo.

É o arranjo ordenado das estratégias que envolvem a recolha, medição, análise e preparação de dados para um estudo de investigação (Sileyew, 2019). O desenho da investigação é o plano, a estrutura e a estratégia de investigação planeada para obter um resultado para as questões de investigação e para controlar a variância (Huntington-Klein, 2021).

Os métodos de investigação quantitativa consistem na recolha e análise de dados estruturados que podem ser representados numericamente. Isto ajudou na compilação de medidas exactas e fiáveis que permitirão uma análise estatística precisa. A natureza da investigação quantitativa garante que os dados recolhidos podem ser medidos e é eficaz para responder ao "quê" ou ao "como" de uma determinada situação (Allen, 2017).

A investigação quantitativa é conhecida por ser um método eficaz utilizado exclusivamente num estudo como uma ferramenta para organizar e analisar o fenómeno de um determinado dado numérico e a execução de técnicas estatísticas, matemáticas ou computacionais (Eyisi, 2016). A pesquisa quantitativa tem como fonte o paradigma do positivismo que defende abordagens embutidas na análise numérica que envolve outras estratégias como estatística inferencial, teste de hipóteses, exposição matemática, protocolos experimentais e estruturados e questionários com variedade restrita de respostas pré-estabelecidas (Apuke, 2017).

Além disso, a utilização de métodos científicos para a recolha e análise de dados num estudo quantitativo torna possível a generalização. A interação feita com um grupo pode ser generalizada Yap e Wong (2017). Da mesma forma, a interpretação dos resultados da pesquisa não precisa ser vista como uma mera coincidência - o estudo das instruções de resolução de problemas dentro de uma área ou zona específica pode ser reflexo da sociedade mais ampla em termos de amostras, conteúdos e padrões (Roesch, Nerb, & Riess, 2015).

A investigação descritiva é uma abordagem mitológica que fornece uma imagem detalhada do problema ou da situação num determinado momento (Atmowardoyo, 2018). A investigação descritiva é um processo que consiste em descrever e analisar sistematicamente as características, as propriedades ou as características de algo. A investigação descritiva fornece descrições numéricas que identificam o aspeto da coisa que está a ser estudada em termos do seu tamanho, localização e frequência (Raja & Priya, 2021). O estudo descritivo ajudou a definir as características reais da população que está a ser estudada. Uma conceção de investigação descritiva ajuda a estabelecer uma compreensão aprofundada do tópico ou dos assuntos em estudo, o que ajudará o investigador a ter controlo sobre as variáveis (Siedlecki, 2020). No entanto, as desvantagens incluem o facto de o investigador não poder manipular as variáveis de interesse. Não é possível determinar a relação causal entre as variáveis devido à falta de manipulação e controlo (Omair, 2015).

3.   2Cenário/área de estudo

De acordo com Fraenkel e Warren (2002) (Fraenkel & Warren, 2005) a população refere-se ao conjunto completo de indivíduos (sujeitos ou eventos) com características comuns nas quais o investigador está interessado. O estudo foi realizado entre os estudantes de enfermagem noturnos da Valley View University Accra Oyibi Campus. A Universidade de Valley View foi criada em 1979 pela Missão da União da África Ocidental dos Adventistas do Sétimo Dia. Em 1997, foi absorvida pelo sistema universitário adventista gerido pela Divisão da África Centro-Oeste (WAD) , atualmente a Divisão da África Centro-Oeste dos Adventistas do Sétimo Dia, com sede em Abidjan, Costa do Marfim. A Conferência da União dos Adventistas do Sétimo Dia do Gana, (organizada em 2000), actua como gestor local da Universidade. A Universidade chamava-se inicialmente Adventist Missionary College (AMC) e estava situada em Bekwai-Ashanti. Foi transferida para Adenta, perto de Accra, em 1983, onde funcionou em instalações alugadas até ser transferida para o seu local atual, perto de Oyibi, em 1989. Passou a chamar-se Valley View College (wikipedia, 2022).

A Adventist Accrediting Association (AAA) tem vindo, desde 1983, a avaliar e a rever o estatuto de acreditação da instituição. Em 1995, a Universidade foi afiliada à Griggs University em Silver Springs, Maryland, EUA. Isto permitiu à Universidade oferecer quatro anos de bacharelato em Teologia e Estudos Religiosos. Depois, em 1997, o

National Accreditation Board (NAB) do Ministério da Educação do Gana concedeu à Valley View College a acreditação nacional, permitindo-lhe assim atribuir os seus próprios diplomas. Assim, a Universidade de Valley View tornou-se a primeira instituição privada do Gana a obter a acreditação nacional. A Universidade serve estudantes de todo o mundo. Admite estudantes qualificados, independentemente da sua origem religiosa, desde que aceitem os princípios e o estilo de vida cristãos que constituem a base do funcionamento da Universidade. A Universidade Valley View recebeu uma carta presidencial de sua Excelência, Sr. J. A. Kufuor, antigo presidente da República do Gana, em janeiro de 2006. Este facto faz da Universidade de Valley View a primeira universidade privada licenciada do Gana. A Universidade oferece vários programas, tais como licenciatura, pós-graduação e doutoramento (wikipedia, 2022).

3.3   População-alvo

Os estudantes da universidade foram convidados a participar neste estudo. O estudo centrou-se nos níveis 200, 300 e 400 dos estudantes de enfermagem noturnos da Universidade de Valley View do campus de Accra em Oyibi.

3.4Critérios Inclusivos e Exclusivos

O estabelecimento de critérios de inclusão e exclusão para os participantes do estudo é uma prática padrão e obrigatória na conceção de protocolos de investigação de alta qualidade. Os critérios de inclusão são definidos como as principais características da população-alvo que os investigadores irão utilizar para responder à sua pergunta de investigação (Hulley, Cummings, Browner, Grady, & Newman, 2007). Em contrapartida, os critérios de exclusão são definidos como características dos potenciais participantes no estudo que satisfazem os critérios de inclusão, mas apresentam características adicionais que podem interferir com o êxito do estudo ou aumentar o risco de um resultado desfavorável.

* Critérios de inclusão:

As principais características da população-alvo que foi utilizada para responder às questões de investigação são: estudantes de enfermagem, estudantes de enfermagem noturnos, níveis 200, 300 e 400 e género (masculino e feminino)

* Critérios exclusivos

As características utilizadas para identificar potenciais participantes na investigação que não deveriam estar no estudo são as seguintes: não estudantes de enfermagem, professores e estudantes regulares.

3.5 População, dimensão da amostra e técnica de amostragem

i. **Dimensão da população**: A população do estudo é constituída pelos estudantes de enfermagem noturnos dos níveis 200 a 400 da Universidade de Valley View na Região Grande. O número total de estudantes dos níveis 200, 300 e 400 do curso noturno de enfermagem é de 44, 62 e 70, respetivamente.

ii.　**Tamanho da amostra:** O tamanho da amostra do estudo foi determinado por uma hipótese com um nível de confiança de 95%, com uma margem de erro de 5% numa proporção populacional de 50% e considerando a população de Nível 200 a 400 de estudantes de Enfermagem nocturna de Valley View na Universidade (Tabela 3.1).

Quadro 3.1. Cálculo da dimensão da amostra

Nível	Dimensão da população	Tamanho da amostra	10% de taxa de não resposta
200	44	40	44
300	62	54	59
400	70	60	66
Total	176	154	169

A dimensão esperada da amostra de estudantes estimada através da fórmula da Equação 1 é de 169, com uma repartição de 40 para o nível 200, 54 para o nível 300 e 60 para o nível 400, com um erro marginal de 5% para um intervalo de confiança de 95% (Tabela 3.1). O nível 100 foi excluído da análise porque não existia tal nível para as turmas de estudantes de enfermagem noturnos. A investigação incluiu 10% de não respostas nas análises. Foi reconhecido que a não resposta conduz a tamanhos de amostra reduzidos que podem potencialmente produzir estimativas enviesadas (Johnson & Wislar, 2012) e prejudicar a precisão das estimativas.

Depois de ter sido identificada a dimensão mínima necessária para a amostra de 154 estudantes, é necessário prever subsídios adicionais para ter em conta os potenciais estudantes que não respondem. A dimensão mínima da amostra requerida significa simplesmente o número mínimo de estudantes que o estudo deve ter após a conclusão da amostragem. Idealmente, este estudo deve ser capaz de recrutar estudantes pelo menos para além da dimensão mínima necessária da amostra de 154 (Eqn. 2), perfazendo um total de 169 (Tabela 3.1).

❖ Fórmula para a dimensão da amostra

Yamane (1967) apresenta uma fórmula simplificada para calcular a dimensão das amostras. Segundo ele, para uma confiança de 95% e P(e)=5%, a dimensão da amostra (n) deve ser:

$$n = \frac{N}{1+N(e)^2}$$
(Eq. 1)

Por exemplo $n = \frac{44}{1+44(0.05)^2} = 40$

(Eqn. 2)

Onde:

- n = dimensão da amostra,
- N = tamanho da população
- e = nível de precisão (5%)

iii. **Técnica de amostragem:** O investigador utilizou técnicas de amostragem estratificada, intencional e aleatória simples (amostragem probabilística) na seleção do representante dos estudantes dos níveis 300 e 400 para o estudo. O investigador utilizou uma ferramenta de inquérito baseada na Web para atingir a população-alvo. O questionário foi partilhado na plataforma WhatsApp para ser preenchido pelos estudantes dos níveis 200 a 400.

3.   6Instrumento de estudo/ Ferramenta de recolha de dados

O questionário estruturado concebido foi informado pelo trabalho de Gan, et al (2021) (Willingness to Receive SARS-CoV-2 Vaccination and Associated Factors among Chinese Adults: A Cross Sectional Survey); Al-Mansour K et al (2021) (Factors Affecting COVID-19 Vaccination among the General Population in Saudi Arabia) o cenário da vacinação contra a COVID-19 no Nepal (Gaire, Panthee, Basyal, Paudel, & Panthee, 2022) e o estudo de Seale et al. (2021) sobre a análise das percepções e comportamentos do público australiano em relação a uma futura vacina contra a COVID-19.

Foi utilizado um questionário auto-administrado e semi-estruturado contendo questões relativas ao perfil sociodemográfico, à perceção e à atitude.

O questionário está dividido em quatro (4) secções. As secções A apresentam as informações demográficas (idade, sexo, residência, nível de escolaridade, se um estudante foi vacinado antes e número de vezes de vacinação), enquanto a secção B: fornece perguntas sobre a perceção dos estudantes em relação à vacina contra a

COVID-19 (10 perguntas). Além disso, a Secção C considera questões sobre o conhecimento e a atitude dos estudantes em relação à COVID-19 (14 questões) e a Secção D descreve questões relacionadas com a perceção da dose de reforço da COVID-19 entre os estudantes (16 questões).

Algumas das perguntas têm como resposta sim ou não (dicotómicas), enquanto outras têm uma resposta em escala de Likert de 5 pontos (concordo fortemente (SA), concordo (A), não sei (DN), discordo (D) e discordo fortemente. (SD). Uma resposta positiva é quando um aluno assinala concordou ou concordou fortemente e uma resposta negativa é quando um aluno assinala discordou ou discordou fortemente.

3.   7Procedimento de recolha de dados

O Comité de Revisão Institucional (IRB) do Centro de Investigação em Saúde de Dodowa concedeu autorização ética para a continuação deste estudo. Seguiu-se a Escola de Enfermagem e Obstetrícia da Universidade de Valley View, que enviou uma carta introdutória ao Diretor da Escola de Enfermagem da Universidade de Valley View com a carta de autorização ética para obter autorização para iniciar a recolha de dados na universidade.

O questionário foi pré-testado [(154/100) x 10 = 15,4 ≈ 15 questionários] para melhorar a qualidade do questionário e otimizar o questionário. O pré-teste é o período de desenvolvimento de um questionário que determina a eficácia potencial do questionário. A pré-testagem é utilizada para aperfeiçoar o questionário concebido e identificar os erros que podem ser evidentes para a população em causa. É a atividade relacionada com o desenvolvimento do questionário ou do instrumento de medida a utilizar num inquérito ou numa experiência (Green, Tull, & Albaum , 1988). Na sequência do feedback, serão introduzidas alterações nos instrumentos de recolha de dados inicialmente designados.

Foi criado um questionário estruturado em linha utilizando formulários Kobo Box com um formulário de consentimento anexado. A hiperligação do questionário foi colocada na plataforma da turma para o grupo-alvo (alunos). Apenas o formulário de inquérito preenchido foi utilizado para a análise.

A revisão da literatura e os relatórios sobre a área da instituição e a área de estudo foram recolhidos de fontes relevantes, incluindo online. Foram analisados artigos relacionados para fundamentar o estudo.

3.   8Estatística/Análise de dados

A análise detalhada do estudo com enfoque nos enfermeiros noturnos foi analisada, discutida, comparada e contrastada, e sintetizada. A análise estatística foi efectuada utilizando o Statistical Package for Social Science (SPSS) versão 25. Foram utilizadas estatísticas descritivas, tais como frequências, percentagens, média e desvio-padrão, para descrever as características sociodemográficas da perceção dos estudantes sobre a vacina contra a COVID-19, bem como o conhecimento e a atitude dos estudantes em relação ao reforço da vacina contra a COVID-19. A análise incluiu a exploração da relação entre as variáveis e a comparação dos grupos quanto à forma como se afectam mutuamente. Foi efectuada uma tabulação cruzada e uma análise do teste do qui-quadrado para determinar a associação entre as características demográficas e as variáveis categóricas. Estes métodos acima referidos permitiram responder aos objectivos específicos 1 e 2. Foi utilizada uma análise de regressão logística multinomial para abordar o objetivo específico 3: examinar os factores que afectam a vontade de receber a dose de reforço da COVID-19, calculando as razões de probabilidade (OR) com intervalos de confiança (IC) de 95% e $p < 0{,}05$.

3.9 Fiabilidade, validade e generalização

Fiabilidade: A fiabilidade das medições especifica a medida em que não há enviesamento (sem erros) e, por conseguinte, garante uma medição consistente ao longo do tempo e dos vários itens do instrumento (Sekran & Bougie, 2011). Carmines e Zeller (1979) consideram que a fiabilidade diz respeito à medida em que uma medição de um fenómeno fornece resultados estáveis e consistentes. A fiabilidade também diz respeito à repetibilidade. Por exemplo, diz-se que uma escala ou um teste é fiável se as medições repetidas por ele efectuadas em condições constantes derem o mesmo resultado (Moser & Kalton, 1989). O teste da fiabilidade é importante porque se refere à consistência entre as partes de um instrumento de medição (Huck, 2007).

A medida satisfaz os requisitos de fiabilidade quando produz resultados coerentes durante o processo de análise dos dados. A fiabilidade é determinada através do alfa de Cronbach. O questionário foi pré-testado na Universidade de Valley View entre os estudantes. Embora a fiabilidade seja importante para o estudo, não é suficiente se não for combinada com a validade. Por outras palavras, para que um teste seja fiável, também precisa de ser válido (Wilson, 2010).

O alfa de Cronbach é uma medida de consistência interna, ou seja, a proximidade entre um conjunto de itens e um grupo (Cronbach, 1951). É considerado como uma medida de fiabilidade da escala. A fiabilidade da consistência interna é, na maior parte das vezes, medida com base no valor alfa de Cronbach (Quadro 3.2). O coeficiente de fiabilidade de 0,70 ou superior é considerado "aceitável" na maioria das situações de investigação (George & Mallery, 2003; Tavakoi & Dennick, 2011).

Validade: A validade na investigação qualitativa significa "adequação" das ferramentas, dos processos e dos dados. Se a questão de investigação é válida para o resultado pretendido, se a escolha da metodologia é adequada para responder à questão de investigação, se a conceção é válida para a metodologia, se a amostragem e a análise dos dados são adequadas e, por último, se os resultados e as conclusões são válidos para a amostra e o contexto (Waterman, 2013). A validade explica até que ponto os dados recolhidos cobrem a área real de investigação (Ghauri & Gronhaug, 2005). Validade significa "medir o que se pretende medir" (Field, 2005).

Assim, o investigador assegurou, neste estudo, ao desenvolver os instrumentos, que as incertezas fossem eliminadas através da utilização de palavras e conceitos apropriados, a fim de aumentar a clareza e a adequação geral (Polit & Beck, 2008). Além disso, o investigador submeteu os instrumentos ao supervisor da investigação e ao supervisor conjunto, que são ambos especialistas em saúde ocupacional, para garantir a validade dos instrumentos de medição e determinar se os instrumentos podiam ser considerados válidos pelo seu valor facial. Neste estudo, o investigador orientou-se pela literatura revista relacionada com o estudo e os métodos de recolha de dados antes de desenvolver os instrumentos de medição.

O estudo de pré-teste que foi realizado antes do estudo principal ajudou o investigador a evitar incertezas quanto ao conteúdo dos instrumentos de medição da recolha de dados. Uma inspeção minuciosa dos instrumentos de medição pelo estatístico e pelo supervisor do investigador, para garantir que todos os conceitos relativos ao estudo estavam incluídos, assegurou o enriquecimento dos instrumentos.

Quadro 3. 2: Alfa de Cronbach

Alfa de Cronbach	Coerência interna
$\alpha \geq 0.90$	Excelente
$0.80 \leq \alpha < 0.90$	Bom
$0.70 \leq \alpha < 0.80$	Aceitável
$0.60 \leq \alpha < 0.70$	Questionável
$0.50 \leq \alpha < 0.60$	Pobres
$\alpha < 0.50$	Inaceitável

George & Mallery, (2003)

3.   10Declaração de ética

Foi obtida autorização ética do Dodowa Health Research Centre and Institutional Review Board (DHRCIRB) antes do início da recolha de dados para o estudo.

Seguindo as orientações da Declaração da Associação Médica Mundial de 2013 sobre os Princípios Éticos de Helsínquia para a Investigação Médica Envolvendo Sujeitos Humanos (Associação Médica Mundial, 2012)o investigador assegurou que a participação era voluntária e que foi obtido o consentimento informado dos participantes, que podiam desistir do inquérito em qualquer altura. A proposta de investigação será objeto de aprovação ética pelo Chefe do Departamento de Enfermagem da Valley View University. A carta de aprovação será apresentada juntamente com a proposta ao Centro de Investigação em Saúde de Dodowa (DHRC) para aprovação pelo Comité de Análise Institucional (IRB).

Foram consideradas as seguintes questões éticas importantes;

- **Beneficência:** será mantida ao garantir que os participantes no estudo não serão sujeitos a qualquer forma de dano (Singh & Ivory, 2015).

- **Não maleficência:** É a obrigação de garantir a moralidade e manter os padrões éticos na prática médica, assegurando que não são causados danos aos participantes no estudo. O investigador assegurou que os instrumentos a utilizar no estudo de investigação não causariam quaisquer danos físicos, emocionais ou outros aos participantes no estudo (Singh & Ivory, 2015).

- **Autonomia**: Refere-se ao reconhecimento da dignidade e da competência dos participantes no estudo, assegurando que as suas opiniões pessoais sejam respeitadas e preservadas. O investigador assegurou-se de que nenhuma parte do estudo seria imposta aos participantes. Os participantes foram autorizados a tomar as suas próprias decisões quanto à sua participação ou não no estudo (António & Erazo, 2021).

- **Confidencialidade:** o investigador manteve a confidencialidade, assegurando o anonimato e a privacidade de todos os participantes no estudo durante a recolha de dados (Bos, 2020).

- **Justiça:** esta é uma obrigação com consideração ética que garante que existe equidade. O investigador assegurou que o estudo não causaria qualquer fardo ou resultaria na exploração ou exclusão indevida de um participante de participar ou continuar com o estudo (Francis, John, Francis e Leslie 2015).

CAPÍTULO QUATRO

ANÁLISE E DISCUSSÃO DOS DADOS

4.   0Introdução

Este capítulo apresenta os resultados do estudo sobre a opinião dos estudantes da Valley View University acerca do reforço da vacina contra a covid-19. Foi recolhido um total de 169 estudantes, que foram classificados nos níveis 200, 300 e 400. Os resultados do estudo foram apresentados de forma descritiva, como tabelas de frequência, percentagens, médias e desvios-padrão. A análise incluiu o qui-quadrado e a regressão logística.

4.1:   Características sociodemográficas dos estudantes de enfermagem da amostra

A Tabela 4.1 apresenta um resumo dos dados demográficos dos alunos incluídos na amostra, por nível de ensino. Os dados demográficos são o género, a idade, se os alunos foram vacinados e o número de vezes que foram vacinados.

Género: No total, foram seleccionados para o estudo 169 estudantes de enfermagem, classificados nos níveis 200, 300 e 400, com 44, 59 e 66 estudantes, respetivamente. A maioria dos estudantes dos níveis 200 e 300 era do sexo masculino, ao passo que o nível 400 registava mais mulheres do que homens. De um modo geral, os homens constituem a maioria (50,6%), seguidos das mulheres (49,4%) (Quadro 4.1).

Idade: A idade mínima registada no estudo foi de 19 anos e a máxima de 39 anos, com uma idade média de cerca de 29 anos (desvio-padrão = 4,7 anos). As idades médias dos níveis 200, 300 e 400 foram de 29 (Desvio-padrão = 5,2) anos, 28 (Desvio-padrão = 4,6) anos e 29 (Desvio-padrão = 4,5) anos, respetivamente (Quadro 4.1). Os resultados mostram ainda que a maioria dos estudantes incluídos na amostra dos níveis 200 e 300 se situava na faixa etária dos 26-30 anos, representando uma percentagem de 35,0% e 37,0%, respetivamente. Uma percentagem igual de estudantes do nível 100 situa-se entre os 26-30 e os 31-35 anos, representando 33,3% cada. Globalmente, a maioria dos estudantes da amostra tem idades compreendidas entre os 26 e os 30 anos (35,1%), seguidos dos 31 e dos 35 anos (27,9%).

Vacinação: Perguntou-se aos inquiridos se já tinham sido vacinados anteriormente (Tabela 4.1). No total, 72,1% dos estudantes de enfermagem da amostra foram vacinados, enquanto 27,9% não o foram. A percentagem é elevada nos níveis 200 (82,5%), 300 (72,2%) e 400 (65,0%). O estudo indica ainda uma percentagem mais elevada de estudantes dos níveis 400 (35,0%) e 300 (27,8%) não vacinados, em comparação com os do nível 200 (17,5%).

Quadro 4. 1: Características sociodemográficas dos estudantes (n=169)

	Nível do aluno		Freq.	Percentagem	Média ± Desv. Desvio
Género	Nível 200 (n=44)	Feminino	20	45.0	1.49±0.50
		Masculino	24	55.0	
	Nível 300 (n=59)	Feminino	26	44.4	
		Masculino	33	55.6	
	Nível 400(n=66)	Feminino	37	56.7	
		Masculino	29	43.3	
Faixa etária do estudante	Nível 200 (n=44)	16-20	2	5.0	29.43±5.17
		21-25	9	20.0	
		26-30	15	35.0	
		31-35	13	30.0	
		36-40	4	10.0	
	Nível 300 (n=59)	21-25	21	35.2	28.11±4.62
		26-30	22	37.0	
		31-35	12	20.4	
		36-40	4	7.4	
	Nível 400 (n=66)	21-25	17	25.0	29.45±4.48
		26-30	22	33.3	
		31-35	22	33.3	
		36-40	5	8.3	
Se os alunos tiverem sido vacinados antes	Nível 200 (n=44)	Não	8	17.5	1.28±0.45
		Sim	54	82.5	
	Nível 300 (n=59)	Não	16	27.8	
		Sim	43	72.2	
	Nível 400 (n=66)	Não	23	35.0	
		Sim	43	65.0	

Fontes: Inquérito de campo, 2023

Foi efectuada uma tabulação cruzada entre o número de vezes que um aluno foi vacinado e o facto de ter sido vacinado nos vários níveis (Tabela 4.2). O resultado sugere que a maioria dos estudantes dos vários níveis tinha sido vacinada duas vezes (2), seguida de uma vez (1) e a menor das vezes três vezes (3). Além disso, a maioria dos estudantes dos níveis 200 (52,4%), 300 (73,8%) e 400 (67,4%) tinha sido vacinada duas vezes (2). No total, 65,3% dos alunos da amostra tinham sido vacinados duas vezes (2). Não houve uma relação significativa entre os níveis e o número de vezes que os alunos foram vacinados (Tabela 4.2).

Quadro 4. 2: Os estudantes foram vacinados contra Quantas vezes foram vacinados, se sim

Nível do aluno	Quantas vezes foi vacinado, se sim			Total
	1	2	3	
Nível 200	11 (30.6%)	19 (52.8%)	6 (16.7%)	36 (100.0%)
Nível 300	9 (21.4%)	31 (73.8%)	2 (4.8%)	42 (100.0%)
Nível 400	7 (16.3%)	29 (67.4%)	7 (16.3%)	43 (100.0%)
Total	27 (22.3%)	79 (65.3%)	15 (12.4%)	121 (100.0)

Valor do qui-quadrado de Pearson = 6,506 df = 4, P=0,164 (P>0,05)
Fontes: Inquérito de campo, 2023

4.2: Perceção dos estudantes em relação à vacina contra a COVID-19 e ao reforço
4.2.1 Perceção dos estudantes em relação à vacina contra a COVID-19 e ao reforço (uma resposta dicotómica)
A Tabela 4.3 apresenta um resumo da perceção dos estudantes relativamente à vacina e ao reforço contra a COVID-19 (uma resposta dicotómica). Os resultados do estudo revelaram que a maioria dos inquiridos (82,5%) em todos os níveis considera que as vacinas contra a COVID-19 são eficazes, enquanto alguns (17,5%) disseram o contrário. A percentagem de resposta foi elevada nos níveis 200 (95,0%), 300 (77,8%) e 400 (78,3%). Houve igualmente uma elevada percentagem de estudantes em vários níveis que acreditavam que a vacina contra a COVID-19 não era eficaz (Tabela 4.3). Não houve uma relação significativa entre o nível dos alunos e a eficácia das vacinas contra a COVID-19 com um valor alfa (P) = 0,05 (*P = 0,053*).

Os alunos foram ainda questionados sobre a segurança da vacina contra a COVID-19 (Tabela 4.3). Os resultados mostram que uma percentagem mais elevada de estudantes de vários níveis, como 92,5% (nível 200), 63,0% (nível 300) e 78,3% (nível 400), especificou que a vacina contra a COVID-19 desenvolvida é segura. Apesar disso, uma percentagem elevada do nível 300 (37%), seguida do nível 400 (21,7%), pensa o contrário, ao contrário do nível 200 (7,5%) que considera que a vacina não é segura. No total, a maioria dos estudantes de enfermagem (76,6%) considera a vacina contra a COVID-19 segura. O resultado do qui-quadrado mostra uma relação significativa entre o nível dos estudantes e o facto de os estudantes acreditarem que a vacina contra a COVID-19 é segura, com um valor alfa (P) = 0,05 (*P=0,003*).

A Tabela 4.3 resume novamente as respostas sobre se os alunos aceitarão a vacina contra a COVID-19. A maioria dos estudantes respondeu afirmativamente (77,9%). O resultado das conclusões mostra que 90% dos alunos do nível 200 responderam afirmativamente, seguidos de 77,8% dos alunos do nível 300 e depois 70% dos alunos do nível 400. Os resultados revelaram que uma percentagem bastante elevada de estudantes do nível 400 disse que não aceitaria a vacina, em comparação com os outros níveis. Apesar de a maioria dos estudantes estar disposta a aceitar a vacina, a relação entre o nível dos estudantes e a sua disponibilidade para aceitar as vacinas contra a COVID-19 não foi estatisticamente significativa ao valor alfa (P) = 0,05 (*P = 0,061*).

Quadro 4.3: Perceção dos estudantes em relação à vacina contra a COVID-19 (resposta dicotómica)

		Considera que as vacinas contra a COVID-19 são eficazes?		Total	Considera que a vacina contra a COVID-19 é segura?		Total	Aceitará a vacina contra a COVID-19?		Total
		Não	Sim		Não	Sim		Não	Sim	
Nível do aluno	Níve l 200	2 (5.0%)	42 (95.0%)	44 (100.0%)	3 (7.5%)	41 (92.5%)	44 (100.0%)	4 (10.0%)	40 (90.0%)	44 (100.0%)
	Níve l 300	13 (22.2%)	46 (77.8%)	59 (100.0%)	22 (37.0%)	37 (63.0%)	59 (100.0%)	13 (22.2%)	46 (77.8%)	59 (100.0%)
	Níve l 400	15 (21.7%)	54 (78.3%)	66 (100.0%)	14 (21.7%)	52 (78.3%)	66 (100.0%)	20 (30.0%)	46 (70.0%)	66 (100.0%)
Total		30 (17.5%)	139 (82.5%)	169 (100.0%)	40 (23.4%)	129 (76.6%)	169 (100.0%)	37 (22.1%)	132 (77.9%)	169 (100.0%)
		Pearson chi2(2) = 5,876, Valor de P = 0,053 (P>0,05)			*Pearson chi2(2) = 11,353, Valor de p =0,003 (P<0,05)*			*Pearson chi2(2) = 5,581, Valor de P =0,061 (P>0,05)*		

Fontes: Inquérito de campo, 2023

Foi pedido aos estudantes da amostra que classificassem com uma escala de concordância de 5 Likert várias afirmações de perceção, como indicado na Tabela 4.4. A análise da escala de 5 Likert foi categorizada em respostas positivas (Concordo fortemente e Concordo) e respostas negativas (Discordo fortemente e Discordo), bem como neutras (Não sei).

O resultado mostra que 90,0% dos estudantes do nível 200, 48,2% do nível 300 e 53,3% do nível 400 deram uma resposta positiva ao facto de as vacinas contra a Covid-19 terem sido desenvolvidas demasiado depressa. Da mesma forma, 20,4% e 33,6% dos níveis 300 e 400, respetivamente, deram opiniões contrárias. Houve uma percentagem mais elevada de estudantes de enfermagem do nível 300 que não faziam ideia de que a vacina tinha sido desenvolvida demasiado depressa. No total, a perceção dos estudantes de enfermagem incluídos na amostra indicou que 61% deram uma resposta positiva ao facto de as vacinas terem sido desenvolvidas demasiado depressa, contra 20,1% que afirmaram não ter essa ideia

A maioria dos alunos do nível 200 (85%), do nível 300 (92,6%) e do nível 400 (91,7%) respondeu positivamente que existem preocupações quanto a possíveis alergias ou reacções adversas após a administração da vacina. No total, 90,2% dos estudantes partilham a ideia de que existem preocupações quanto a possíveis reacções alérgicas ou adversas após a administração da vacina, contra os poucos (4,8%) que deram uma resposta negativa.

A maioria dos estudantes teve a perceção de que foram levantadas preocupações sobre os possíveis efeitos a longo prazo depois de tomar a vacina (Tabela 4.4). Os resultados revelaram que 55,0% dos estudantes do nível 200, 61,1% do nível 300 e 65,0% do nível 400 deram uma resposta positiva porque existem preocupações sobre o possível efeito a longo prazo após a toma da vacina. Uma percentagem bastante elevada dos níveis de alunos não fazia ideia da questão. Além disso, há uma percentagem igualmente elevada de estudantes que deram uma resposta negativa ao facto de terem sido levantadas preocupações sobre os possíveis efeitos a longo prazo após a toma da vacina. Os resultados globais indicam que 61,0% dos estudantes de enfermagem deram uma resposta positiva ao facto de terem sido levantadas preocupações sobre os possíveis efeitos a longo prazo após a administração da vacina, tendo 21,4% respondido negativamente.

Os resultados indicaram ainda que 85% do nível 200, 44,4% do nível 300 e 66,7% do nível 400 estão satisfeitos com a política governamental relativamente ao programa de vacinação contra a COVID-19. Da mesma forma, uma elevada percentagem de estudantes do nível 300 (40,7%) e 26,6% do nível 400 deram uma resposta divergente de que não estão satisfeitos com a política governamental relativamente ao programa de vacinação contra a COVID-19. No total, 61,1% dos estudantes de enfermagem incluídos na amostra deram uma resposta positiva de que concordam com a política do Governo relativamente ao programa de vacinação contra a COVID-19, contra 21,4%.

Alguns estudantes de enfermagem acreditam que as vacinas não são necessárias e que o que é importante é o sistema imunitário (Tabela 4.4). O resultado ilustra que, à exceção de uma percentagem mais elevada de estudantes de enfermagem do nível 200 que deram uma resposta positiva de que as vacinas não são necessárias, a maioria dos estudantes de enfermagem dos níveis 300 (53,7%) e 400 (55,3%) discordaram da noção de que as vacinas não são necessárias e que o sistema imunitário é suficiente. A resposta global sugere que a maioria dos estudantes de enfermagem (53,2%) concorda que as vacinas são necessárias, contra 39,0% que pensam o contrário.

Perguntou-se aos estudantes de enfermagem se incentivariam outros a aceitar as vacinas contra a Covid-19 (Tabela 4.4). Os resultados mostram que, no total, um bom número de estudantes (75,9%) incentivará outros a aceitar a vacina contra a Covid-19, contra 9,4% que não o farão. Houve uma elevada percentagem de estudantes (14,9%) que não tinham a certeza se o fariam ou não.

O resultado do estudo revelou que 92,5% dos estudantes do nível 200 promoverão a vacina, contra 63% dos estudantes do nível 300 e 76,7% dos estudantes do nível 400. Uma percentagem bastante elevada de alunos do nível 300 (25,9%), ou seja, cerca de um quarto, não tinha a certeza se incentivaria outros a aceitar a vacina.

Quadro 4. 4: Perceção dos estudantes em relação à vacina contra a covid-19 (grau de concordância)

	Nível 200 (n=44)					Nível 300 (n=59)					Nível 400 (n=66)					**Média ± Desv. Dev.**
	SA	A	DN	D	SD	SA	A	DN	D	SD	SA	A	DN	D	SD	**2.41±1.13**
As vacinas contra a COVID-19 foram desenvolvidas demasiado depressa	8 (17.5%)	32 (72.5%)	4 (10.0%)	0 (0.0%)	0 (0.0%)	14 (24.1%)	14 (24.1%)	19 (31.5%)	8 (13.0%)	4 (7.4%)	17 (25.0%)	19 (28.3%)	9 (13.3%)	19 (28.3%)	3 (5.0%)	**1.79±0.79**
Existem preocupações quanto a possíveis reacções alérgicas ou adversas após a administração da vacina	12 (27.5%)	25 (57.5%)	4 (10.0%)	2 (5.0%)	0 (0.0%)	17 (29.6%)	37 (63.0%)	2 (3.7%)	0 (0.0%)	2 (3.7%)	33 (50.0%)	28 (41.7%)	2 (3.3%)	3 (5.0%)	0 (0.0%)	**2.43±1.14**
Existem preocupações quanto aos possíveis efeitos a longo prazo após a administração da vacina	10 (22.5%)	14 (32.5%)	7 (15.0%)	12 (27.5%)	1 (2.5%)	10 (16.7%)	26 (44.4%)	10 (16.7%)	7 (11.1%)	7 (11.1%)	18 (26.7%)	25 (38.3%)	13 (20.0%)	10 (15.0%)	0 (0.0%)	**2.53±1.12**
Estou satisfeito com a política do governo em relação ao	15 (35.0%)	22 (50.0%)	7 (15.0%)	0 (0.0%)	0 (0.0%)	2 (3.7%)	24 (40.7%)	9 (14.8%)	20 (33.3%)	4 (7.4%)	7 (10.0%)	37 (56.7%)	4 (6.7%)	12 (18.3%)	5 (8.3%)	**3.18±1.35**

programa de vacinação contra a COVID-19																
As vacinas não são necessárias, o sistema imunitário é suficiente	18 (40.0%)	7 (15.0%)	0 (0.0%)	12 (27.5%)	8 (17.5%)	4 (7.4%)	13 (22.2%)	10 (16.7%)	22 (37.0%)	10 (16.7%)	5 (8.3%)	13 (20.0%)	9 (13.3%)	29 (43.3%)	10 (15.0%)	**2.37±1.04**
Vou encorajar outros a aceitar a vacina contra a Covid-19	13 (30.0%)	28 (62.5%)	3 (7.5%)	0 (0.0%)	0 (0.0%)	10 (16.7%)	27 (46.3%)	15 (25.9%)	4 (7.4%)	2 (3.7%)	13 (20.0%)	37 (56.7%)	7 (10.0%)	3 (5.0%)	5 (8.3%)	**2.16±0.96**

SD = Concordo totalmente,   D = Concordo,   DN = Não sei,   A = Concordo,   SA = Discordo totalmente

Fontes: Inquérito de campo, 2023

4.2.2Percepção   dos estudantes de enfermagem em relação ao reforço da vacina contra a Covid-19 (grau de concordância)

A Tabela 4.5 apresenta um resumo da perceção dos estudantes de enfermagem em relação à vacina de reforço contra a COVID-19. Foi perguntado aos estudantes de enfermagem se a vacina de reforço contra a COVID-19 é segura. Os resultados sugerem que a maioria dos estudantes de todos os níveis considera o reforço da vacina contra a COVID-19 seguro. A repartição dos estudantes de enfermagem revelou que um terço do nível 200 (75%), 57,4% do nível 300 e 73,3% do nível 400 afirmaram a resposta. No entanto, todas as categorias registaram algumas percentagens de estudantes com opiniões contrárias, sendo a mais elevada a do nível 300 (42,6%). Os seus resultados mostraram que não existe uma relação significativa (valor P =0,106; P>0,05) entre o nível de perceção dos estudantes de enfermagem de que os reforços da vacina contra a COVID-19 são seguros a um valor alfa (P) = 0,05.

Além disso, foi perguntado aos estudantes de enfermagem se a vacinação de reforço contra a Covid-19 tem reacções adversas. O resultado do estudo mostra que cerca de dois terços dos estudantes do nível 300 (66,7%) e do nível 400 (66,7%), bem como cerca de metade (55,0%) dos estudantes do nível 200, eram de opinião que sim (Quadro 4.5). Os resultados revelaram, mais uma vez, que alguns estudantes de enfermagem tinham opiniões diferentes sobre o facto de não ter reacções adversas. A relação entre o nível dos estudantes de enfermagem e o facto de a vacinação de reforço contra a Covid-19 ter ou não reacções adversas não é estatisticamente significativa (P=0,419, P>0,05) ao valor alfa (P) = 0,05.

Os estudantes de enfermagem foram entrevistados sobre a sua vontade de incentivar os seus familiares/amigos/parentes a receberem a vacina de reforço contra a COVID-19. Todos os estudantes do nível 200 responderam que estavam dispostos a encorajar os seus familiares/amigos/parentes a tomar a vacina de reforço contra a COVID-19. Além disso, 70,4% e 73,3% dos níveis 300 e 400, respetivamente, responderam positivamente que estavam dispostos. Da mesma forma, cerca de um terço do nível 300 (29,6%) e do nível 400 (26,7%) tiveram opiniões contrastantes (Tabela 4.5). A relação entre o nível dos estudantes de enfermagem e a sua vontade de encorajar os seus familiares/amigos/parentes a receberem a vacina de reforço contra a COVID-19 mostrou um nível significativo (P=0,001) com um valor alfa (P) = 0,05.

Além disso, o resultado mostra que um terço do nível 200 (70,0%), 300 (79,6%) e nível 400 (70,0%) acredita que a vacina de reforço contra a Covid-19 pode reduzir a propagação da Covid-19. Todas as categorias de estudantes registaram algumas percentagens que não acreditam no conceito. Esta percentagem é elevada. A análise do qui-quadrado mostra que não existe uma relação significativa (P=0,435) ao valor alfa (P) = 0,05 entre o nível dos estudantes de enfermagem e o facto de acreditarem ou não que a vacina de reforço contra a COVID-19 pode reduzir a propagação da COVID-19.

Além disso, foi perguntado aos estudantes de enfermagem da amostra se acreditavam que a vacina de reforço contra a COVID-19 poderia reduzir as complicações associadas à COVID-19. A maioria (66,9%) respondeu positivamente, enquanto um terço (33,1%) teve uma opinião contrária. O resultado mostra que 32,5% do nível 200, 38,9% do nível 300 e (28,3%) do nível 400 disseram não acreditar que a vacina de reforço contra a Covid-19 pode reduzir as complicações associadas à Covid-19 (Tabela 4.5). Cerca de dois terços dos estudantes acreditam que a vacina de reforço contra a COVID-19 pode reduzir as complicações associadas à COVID-19. A análise do qui-quadrado não revelou uma relação significativa (P=0,487) entre o nível dos estudantes e o facto de acreditarem que a vacina de reforço contra a COVID-19 pode reduzir as complicações associadas à COVID-19, com um valor alfa (P) = 0,05.

O resultado revelou que 5% do nível 200, 24,1% do nível 300 e 16,7% do nível 400 disseram não à noção de que se todos na sociedade mantiverem as medidas preventivas, a pandemia da COVID-19 pode ser erradicada sem vacinação. A maioria concordou com a afirmação (Tabela 4.5). Esta análise mostra uma relação significativa, estatisticamente (P = 0,046), entre o nível dos estudantes de enfermagem e o facto de pensarem que, se todos na sociedade mantiverem as medidas preventivas, a pandemia de COVID-19 pode ser erradicada sem vacinação, com um valor alfa (P) = 0,05.

As empresas farmacêuticas desenvolveram várias vacinas contra a Covid-19 durante a era da Covid-19. Foi perguntado aos estudantes de enfermagem se achavam que as empresas farmacêuticas desenvolveram vacinas seguras e eficazes contra a Covid-19 (Tabela 4.5). As respostas sugerem que um bom número deles respondeu afirmativamente, sendo que a maior resposta veio do nível 200 (80,0%). Além disso, um pouco mais de metade do nível 300 (53,7%) e 400 (55,0%) considerou que as vacinas desenvolvidas são seguras e eficazes. Em contrapartida, 20% do nível 200, 46,3% do nível 300 e 45% do nível 400 consideram que a vacina não é segura e eficaz. A relação entre o nível dos estudantes e o facto de os estudantes considerarem que as empresas farmacêuticas desenvolveram vacinas contra a Covid-19 seguras e eficazes foi estatisticamente significativa com um valor alfa (P) = 0,05% (*P = 0,017*).

O resultado do estudo revela que uma percentagem elevada dos estudantes de enfermagem incluídos na amostra (70,8%) considera que a combinação de doses de reforço não é segura nem eficaz (Tabela 4.5). Este facto é revelado por 65% dos estudantes do nível 200, 81,5% do nível 300 e 65% do nível 400. O estudo mostra que alguns estudantes têm opiniões diferentes. A análise do qui-quadrado revelou que não existe uma relação significativa (P=0,100) entre os níveis dos estudantes e a sua resposta sobre se consideram que a combinação da dose de reforço é segura e eficaz com um valor alfa (P) = 0,05.

Um bom número de estudantes não acredita que apenas os indivíduos de alto risco, como os profissionais de saúde e os idosos com outras doenças, precisam de uma dose de reforço (60,4%) (Tabela 4.5). Exceptuando os alunos do Nível 200 (40%), uma percentagem maior dos alunos dos Níveis 300 (83,3%) e 400 (53,3%) afirmaram que, para além dos indivíduos de alto risco, outras pessoas também deveriam beneficiar da dose de reforço. Os resultados mostraram uma relação significativa (P=0,000) entre o nível dos alunos e o facto de considerarem que apenas os indivíduos de alto risco, como os profissionais de saúde e os idosos com outras doenças, necessitam de uma dose de reforço, com um alfa de P=0,05.

Foi perguntado aos alunos da amostra se precisavam de uma dose de reforço. Todos os alunos do nível 200 responderam afirmativamente (Quadro 4.5). Além disso, 79,6% do nível 300 e 78,3% do nível 400 também confirmaram que os alunos precisam de uma dose de reforço. Do mesmo modo, uma percentagem mais elevada de estudantes, 20,4% do nível 300 e 21,7% dos níveis 300 e 400, respetivamente, indicaram que os estudantes precisam de uma dose de reforço. Os resultados provam a existência de uma relação significativa (P=0,007) entre o nível dos estudantes e o facto de considerarem que os estudantes necessitam de uma dose de reforço a um valor alfa (P) = 0,05.

Foi estabelecida a perceção dos estudantes sobre a vacinação com dose de reforço contra a ideia de que a COVID-19 reduzirá a gravidade. Os resultados revelaram que a maioria dos estudantes (76,6%) tem a perceção de que a vacinação com dose de reforço contra a COVID-19 reduzirá a gravidade (Tabela 4.5). Isto é divulgado por 87,5%, 64,8% e 80,0% dos níveis 200, 300 e 400, respetivamente. Os resultados indicaram ainda que havia alunos dos três níveis que pensavam o contrário. O resultado do estudo mostra uma relação significativa (P=0,027) entre o nível dos estudantes e o facto de os estudantes acreditarem que a vacinação de reforço contra a COVID-19 reduzirá a gravidade, com um valor alfa (P) = 0,05.

Os alunos foram inquiridos sobre se demonstravam hesitação em tomar uma dose de reforço (Quadro 4.5). O resultado do estudo mostra que uma percentagem bastante elevada de estudantes do nível 200 (65%) não demonstrou hesitação em tomar doses de reforço, ao contrário do nível 300 (46,3%) e do nível 400 (35,0%). Uma percentagem mais elevada de alunos do nível 300 (53,7%) e do nível 400 (65,0%) mostraram hesitação quando se trata de tomar doses de reforço. A relação entre o nível dos estudantes e o facto de os estudantes hesitarem em tomar uma dose de reforço é estatisticamente significativa (P=0,013) ao valor alfa (P) = 0,05.

A maioria dos estudantes de enfermagem incluídos na amostra tenciona recomendar a outros estudantes uma vacina de reforço o mais cedo possível, quando lhes for perguntado (Quadro 4.5). O resultado da investigação indica que 85,0% dos estudantes do nível 200, 72,2% do nível 300 e 73,3% do nível 400 recomendarão aos estudantes uma vacina de reforço o mais cedo possível. Verificou-se uma elevada percentagem de estudantes do nível 300 (27,8%), em comparação com os do nível 200 (15,0%) e 400 (1,7%), que não recomendarão aos estudantes que recebam a vacina de reforço o mais cedo possível. Não existe uma relação significativa (P=0,188) entre o nível dos estudantes e o facto de recomendarem ou não a outros estudantes que tomem a vacina de reforço o mais cedo possível, com um valor alfa (P) = 0,05.

Quando se perguntou aos estudantes se preferiam a imunidade natural em vez de uma dose de reforço, a maioria, representando 72,5% do nível 200, 68,5% do nível 300 e 66,7% do nível 400, disse que sim (Quadro 4.5). Além disso, uma percentagem bastante elevada, como 27,5% do nível 200, 31,5% do nível 300 e 33,3% do nível 400, preferiu a dose de reforço ao sistema imunitário natural. Não houve uma relação significativa (P=0,825) entre o nível dos estudantes e o facto de preferirem ou não a imunidade natural em vez de uma dose de reforço com um valor alfa (P) = 0,05.

Quadro 4. 5: Perceção dos estudantes sobre a vacina de reforço contra a COVID-19

Nível do aluno	Não	Sim	Total	
	Considera que a vacina de reforço contra a COVID-19 é segura?		Total	
Nível 200	11 (25.0%)	33 (75.0%)	44 (100.0%)	Pearson chi2(2) =
Nível 300	25 (42.6%)	34 (57.4%)	59 (100.0%)	4,481
Nível 400	18 (26.7%)	48 (73.3%)	66 (100.0%)	Valor de P
Total	54 (31.8%)	115 (68.2%)	169 (100.0%)	=0,106 (P>0,05)
	Acha que a vacinação de reforço contra a COVID-19 tem reacções adversas?		Total	
Nível 200	20 (45.0%)	24 (55.0%)	44 (100.0%)	Pearson chi2(2) =
Nível 300	20 (33.3%)	39 (66.7%)	59 (100.0%)	1,742,
Nível 400	22 (33.3%)	44 (66.7%)	66 (100.0%)	Valor de P =0,419
Total	62 (36.4%)	107 (63.6%)	169 (100.0%)	(P>0,05)
	Incentiva os seus familiares/amigos/parentes a tomarem a vacina de reforço contra a COVID-19		Total	
Nível 200	0 (0.0%)	44 (100.0%)	44 (100.0%)	Pearson
Nível 300	17 (29.6%)	42 (70.4%)	59 (100.0%)	chi2(2) =
Nível 400	18 (26.7%)	48 (73.3%)	66 (100.0%)	14,325,
Total	35 (20.8%)	134 (79.2%)	169 (100.0%)	Valor de p = 0,001 (P<0,05)
	Acredita que a vacina de reforço contra a COVID-19 pode reduzir a propagação da COVID-19		Total	
Nível 200	13 (30.0%)	31 (70.0%)	44 (100.0%)	Pearson chi2(2) =
Nível 300	12 (20.4%)	47 (79.6%)	59 (100.0%)	1,664,
Nível 400	20 (30.0%)	46 (70.0%)	66 (100.0%)	Valor de P =
Total	45 (26.6%)	124 (73.4%)	169 (100.0%)	0,435 (P>0,05)
	Acredita que a vacina de reforço contra a COVID-19 pode reduzir as complicações associadas à COVID-19		Total	
Nível 200	14 (32.5%)	30 (67.5%)	44 (100.0%)	Pearson chi2(2) =
Nível 300	23 (38.9%)	36 (61.1%)	59 (100.0%)	1,439,
Nível 400	19 (28.3%)	47 (71.7%)	66 (100.0%)	P=0,487
Total	56 (33.1%)	113 (66.9%)	169 (100.0%)	(P>0,05)

	Não	Sim		
Nível do aluno	Considera que a vacina de reforço contra a COVID-19 é segura?		Total	
	Considera que, se todos na sociedade mantiverem as medidas de prevenção, a pandemia de COVID-19 pode ser erradicada sem vacinação?		Total	
Nível 200	2 (5.0%)	42 (95.0%)	44 (100.0%)	Pearson chi2(2) = 6,161, P=0,046 (P<0,05)
Nível 300	14 (24.1%)	45 (75.9%)	59 (100.0%)	
Nível 400	11 (16.7%)	55 (83.3%)	66 (100.0%)	
Total	27 (16.2%)	142 (83.8%)	169 (100.0%)	
	Considera que as empresas farmacêuticas desenvolveram vacinas seguras e eficazes contra a COVID-19?		Total	
Nível 200	9 (20.0%)	35 (80.0%)	44 (100.0%)	Pearson chi2(2) = 8,189, P=0,017 (P<0,05)
Nível 300	27 (46.3%)	32 (53.7%)	59 (100.0%)	
Nível 400	30 (45.0%)	36 (55.0%)	66 (100.0%)	
Total	66 (39.0%)	103 (61.0%)	169 (100.0%)	
	Considera que a combinação de doses de reforço é segura e eficaz?		Total	
Nível 200	29 (65.0%)	15 (35.0%)	44 (100.0%)	Pearson chi2(2) = 11,830, P=0,100 (P>0,05)
Nível 300	48 (81.5%)	11 (18.5%)	59 (100.0%)	
Nível 400	43 (65.0%)	23 (35.0%)	66 (100.0%)	
Total	120 (70.8%)	49 (29.2%)	169 (100.0%)	
	Considera que apenas as pessoas de alto risco, como os profissionais de saúde e os idosos com outras doenças, necessitam de uma dose de reforço?		Total	
Nível 200	18 (40.0%)	26 (60.0%)	44 (100.0%)	Pearson chi2(2) = 20,085, P=0,000 (P<0,05)
Nível 300	49 (83.3%)	10 (16.7%)	59 (100.0%)	
Nível 400	35 (53.3%)	31 (46.7%)	66 (100.0%)	
Total	102 (60.4%)	67 (39.6%)	169 (100.0%)	
	Considera que os alunos precisam de uma dose de reforço		Total	
Nível 200	0 (0.0%)	44 (100.0%)	44 (100.0%)	Pearson chi2(2) = 10,012, P=0,007 (P<0,05)
Nível 300	12 (20.4%)	47 (79.6%)	59 (100.0%)	
Nível 400	14 (21.7%)	52 (78.3%)	66 (100.0%)	
Total	26 (15.6%)	143 (84.4%)	169 (100.0%)	

	Não	**Sim**		
Nível do aluno	Considera que a vacina de reforço contra a COVID-19 é segura?		Total	
	Acredita que a vacinação de reforço contra a covid-19 reduzirá a gravidade		Total	
Nível 200	6 (12.5%)	39 (87.5%)	44 (100.0%)	Pearson chi2(2) = 7,228, P=0,027 (P<0,05)
Nível 300	21 (35.2%)	38 (64.8%)	59 (100.0%)	
Nível 400	13 (20.0%)	53 (80.0%)	66 (100.0%)	
Total	40 (23.4%)	129 (76.6%)	169 (100.0%)	
	Hesita em tomar doses de reforço		Total	
Nível 200	29 (65.0%)	15 (35.0%)	44 (100.0%)	Pearson chi2(2) = 8,684, P=0,013 (P<0,05)
Nível 300	27 (46.3%)	32 (53.7%)	59 (100.0%)	
Nível 400	23 (35.0%)	43 (65.0%)	66 (100.0%)	
Total	79 (46.8%)	90 (53.2%)	169 (100.0%)	
	Recomenda que os alunos recebam a vacina de reforço o mais cedo possível?		Total	
Nível 200	6 (12.5%)	39 (87.5%)	44 (100.0%)	Pearson chi2(2) = 3,343, P=0,188 (P>0,05)
Nível 300	16 (27.8%)	43 (72.2%)	59 (100.0%)	
Nível 400	17 (25.0%)	50 (75.0%)	66 (100.0%)	
Total	38 (22.7%)	131 (77.3%)	169 (100.0%)	
	Prefere uma imunidade natural em vez de uma dose de reforço		Total	
Nível 200	12 (27.5%)	32 (72.5%)	44 (100.0%)	Pearson chi2(2) = 0,384, P=0,825 (P>0,05)
Nível 300	19 (31.5%)	40 (68.5%)	59 (100.0%)	
Nível 400	22 (33.3%)	44 (66.7%)	66 (100.0%)	
Total	53 (31.2%)	116 (68.8%)	169 (100.0%)	

Fontes: Inquérito de campo, 2023

4.3. Conhecimento e atitude dos estudantes de enfermagem em relação à COVID-19

Os alunos foram examinados quanto aos seus conhecimentos e atitudes em relação à Covid-19. O debate foi desagregado em duas secções: o conhecimento dos estudantes em relação à COVID-19, com oito afirmações, e a atitude dos estudantes em relação à COVID-19, com seis afirmações.

4.3.	1Conhecimento dos estudantes de enfermagem relativamente à COVID-19

A Tabela 4.6 mostra o conhecimento dos estudantes de enfermagem sobre a COVID-19. O estudo mostra que a maioria dos estudantes de enfermagem de vários níveis está ciente de que a COVID-19 pode resultar em complicações. Este facto é revelado por 65% dos estudantes do nível 200, 59,3% do nível 300 e 80% do nível 400. Houve igualmente estudantes de enfermagem, como 10% do nível 200, 20,4% do nível 300 e 5% do nível 400, que sabiam que a COVID-19 não pode resultar em complicações. Percentagens mais elevadas também não sabiam que podia resultar em complicações (Tabela 4.6). Em geral, 68,8% sabiam que a COVID-19 poderia resultar em complicações, enquanto 11,7% não sabiam.

O estudo descobriu que 62,5% do nível 200, 24,1% do nível 300 e 46,7% do nível 400 tinham o conhecimento de que as vacinas previnem efetivamente a COVID-19 . Da mesma forma, uma elevada percentagem do nível 200 (32,5%), do nível 300 (42,6%) e 31,7% não tinham conhecimento de que as vacinas podem efetivamente prevenir a COVID-19 (Tabela 4.6). No total, 42,9% sabiam que as vacinas podem prevenir eficazmente a COVID-19, enquanto 37,7% não sabiam. Foi ainda referido que 21,4% do total da amostra não fazia ideia de que as vacinas podiam efetivamente prevenir a COVID-19.

Além disso, uma elevada percentagem de estudantes de enfermagem reconhece que a COVID-19 pode ser adquirida após a vacinação completa (Tabela 4.6). De um modo geral, 70,8% dos estudantes concordaram com esta ideia, contra 11,0% que não sabiam. Além disso, 18,2% eram indiferentes.

A Tabela 4.6 apresenta um resumo pormenorizado sobre se a COVID-19 pode ser adquirida após a vacinação completa. O resultado do estudo mostra que a maioria dos alunos do nível 200 (77,5%), do nível 300 (74,1%) e do nível 400 (63,3%) sabia que a COVID-19 pode ser adquirida após a vacinação completa. Além disso, alguns alunos do nível 200 (10,0%), do nível 300 (3,7%) e do nível 400 (18,3%) indicaram que não se pode adquirir a COVID-19 após a vacinação completa.

Um bom número de alunos sabia onde se dirigir para se vacinar quando a vacina contra a COVID-19 estiver disponível (Tabela 4.6). De um modo geral, 90,3% do total dos estudantes indicaram que sabem onde se vacinar, enquanto alguns disseram que não (6,5%) e 3,2% foram indiferentes. O resultado revela que a maioria dos alunos do nível 200 (85,0%), do nível 300 (92,0%) e do nível 400 (91,7%) sabe onde se vacinar quando as vacinas contra a COVID-19 estiverem disponíveis.

Foi perguntado aos alunos se conheciam as diferenças na eficácia das vacinas contra a COVID-19 da Pfizer, Moderna e Astra Zeneca (Tabela 8). Os resultados mostram que cerca de metade dos estudantes do nível 200 responderam afirmativamente (52,5%), em comparação com o nível 300 (22,2%) e o nível 400 (30,0%), que registaram uma percentagem baixa. Além disso, percentagens mais elevadas, como 42,5% dos estudantes do nível 200, 61,1% do nível 300 e 53,3% do nível 400, não sabiam se tinham as suas diferenças.

Em geral, 70,1% dos estudantes de enfermagem sabiam que as vacinas contra a Covid-19 têm efeitos secundários, contra 29,9%. Uma percentagem mais elevada de estudantes de enfermagem do nível 200 (65,0%), do nível 300 (74,1%) e do nível 400 (70,0%) afirmaram essa resposta. Da mesma forma, alguns não sabiam se havia efeitos secundários.

Existe a noção de que os idosos e os doentes com doenças crónicas têm maior probabilidade de sofrer de doença grave e de morrer devido à infeção por COVID-19 (Tabela 4.6). Os resultados mostram que, em geral, 75,3% dos estudantes de enfermagem concordaram com a crença, enquanto 24,7% não concordaram. Além disso, 85,0% do nível 200, 74,1% do nível 300 e 70,0% do nível 400 indicaram que as pessoas idosas e os doentes crónicos têm maior probabilidade de sofrer de doença grave e morte por infeção por COVID-19.

Foi perguntado aos estudantes de enfermagem se a Covid-19 é uma doença grave. O resultado mostra que, em geral, 86,4% estavam de acordo, enquanto 13,6% não estavam. A maioria de todos os níveis atesta o facto de se tratar de uma doença grave (Tabela 4.6). Este facto é confirmado por 95% do nível 200, 76,6% do nível 300 e 86,7% do nível 400, respetivamente. Houve alguns que consideraram que não se tratava de uma doença grave.

Quadro 4. 6: Conhecimentos dos estudantes de enfermagem sobre a Covid-19

	Nível 200 (n=44)			Nível 300 (n=59)			Nível 400 (n=66)			Média ± Desv. Desvio
	Sim	Não	Não sei	Sim	Não	Não sei	Sim	Não	Não sei	
Sabia que o reforço da vacina contra a COVID-19 pode provocar complicações?	29 (65.0%)	4 (10.0%)	11 (25.0%)	35 (59.3%)	12 (20.4%)	12 (20.4%)	53 (80.0%)	3 (5.0%)	10 (15.0%)	1.31 ± 0.46
As vacinas podem prevenir eficazmente a COVID-19?	28 (62.5%)	14 (32.5%)	2 (5.0%)	14 (24.1%)	25 (42.6%)	20 (33.3%)	31 (46.7%)	21 (31.7%)	14 (21.7%)	1.57 ± 0.49
A COVID-19 pode ser adquirida após a vacinação completa?	34 (77.5%)	4 (10.0%)	6 (12.5%)	44 (74.1%)	2 (3.7%)	13 (22.2%)	42 (63.3%)	12 (18.3%)	12 (18.3%)	1.29 ± 0.45
Sabe onde pode ser vacinado quando estiver disponível um reforço da vacina contra a COVID-19	37 (85.0%)	7 (15.0%)	0 (0.0%)	55 (92.6%)	2 (3.7%)	2 (3.7%)	61 (91.7%)	2 (3.3%)	3 (5.0%)	1.10 ± 0.29
Existem grandes diferenças na eficácia das vacinas contra a COVID-19 da Pfizer, Moderna e Astra Zeneca?	23 (52.5%)	2 (5.0%)	19 (42.5%)	13 (22.2%)	10 (16.7%)	36 (61.1%)	20 (30.0%)	11 (16.7%)	35 (53.3%)	1.67 ± 0.47
As vacinas contra a COVID-19 têm efeitos secundários?	29 (65.0%)	4 (10.0%)	11 (25.0%)	44 (74.1%)	7 (11.1%)	9 (14.8%)	46 (70.0%)	8 (11.7%)	12 (18.3%)	1.30 ± 0.45
Os idosos e os doentes com doenças crónicas têm maior probabilidade de sofrer de doença grave e de morrer devido à infeção por COVID-19?	37 (85.0%)	2 (5.0%)	4 (10.0%)	44 (74.1%)	4 (7.4%)	11 (18.5%)	46 (70.0%)	7 (10.0%)	13 (20.0%)	1.25 ± 0.43

A COVID-19 é uma doença grave?	42 (95.0%)	0 (0.0%)	2 (5.0%)	47 (79.6%)	2 (3.7%)	10 (16.7%)	57 (86.7%)	5 (8.3%)	3 (5.0%)	1.14 ± 0.34

Fontes: Inquérito de campo, 2023

4.3.   2Atitude dos estudantes de enfermagem em relação à COVID-19

Os resultados do estudo examinaram a atitude dos estudantes em relação aos protocolos da COVID-19 (Tabela 4.7). Estes consistem em evitar áreas com muita gente, manter o distanciamento social, ir ao hospital para fazer testes e tratamento quando os sistemas são vistos, lavar as mãos e estar disposto a ser vacinado, entre outros.

No total, a maioria dos alunos (93,5%) evita locais com muita gente, tal como exigido pelo protocolo Covid-19. Os resultados mostram que 95% do nível 200, 96,3% do nível 300 e 90% do nível 400 evitam locais com muita gente.

Para além disso, a maioria dos estudantes de enfermagem do nível 200 (82,5%), do nível 300 (87%) e do nível 400 (90%) mantém a distância social em relação às pessoas, conforme necessário. No geral, a maioria dos estudantes de enfermagem (87%) indicou que mantém distância social das pessoas.

Além disso, o resultado do estudo mostra que a maioria dos estudantes (77,3%) preferiu visitar o hospital para testes e tratamento quando observaram sintomas de COVID-19. Houve estudantes de enfermagem que não visitaram o hospital como uma escolha preferida para testes e tratamento quando observaram sintomas de Covid-19. As respostas de 72,5% do nível 200, 81,5% do nível 300 e 76,7% do nível 400 mostraram que preferiam visitar o hospital (Tabela 4.7).

Além disso, a maioria dos estudantes incluídos na amostra, como 90,0% do nível 200, 92,6% do nível 300 e 80,0% do nível 400, lava as mãos ou higieniza-as antes de tocar no rosto ou nos olhos ou depois de regressar a casa. No total, 87,0% de todos os estudantes realizaram esta atividade para evitar a propagação do vírus, enquanto 1,7% não lavaram as mãos (Quadro 4.7).

Quando se perguntou aos alunos se hesitavam em tomar a vacina contra a COVID-19 por não estarem familiarizados com ela, 53,2% responderam afirmativamente e 42,2% disseram que não. Os resultados mostraram que 60% dos alunos do nível 200, 46,3% dos alunos do nível 300 e 52,3% responderam afirmativamente que estavam hesitantes em tomar a vacina contra a COVID-19 por não estarem familiarizados com a mesma.

Além disso, no total, 53,2% estavam hesitantes em tomar a vacina contra a COVID-19 por estarem preocupados com os potenciais efeitos secundários, contra 46,8% que não estavam. O estudo revelou que uma percentagem mais elevada dos níveis, como o nível 200 (62,5%), o nível 300 (46,3%) e o nível 400 (36,7%), não demonstrou hesitação em tomar a vacina contra a COVID-19 por estar preocupada com os potenciais efeitos secundários. Do mesmo modo, a maioria dos estudantes dos vários níveis mostrou hesitação em tomar as vacinas contra a COVID-19.

Quadro 4. 7: Atitude dos estudantes de enfermagem em relação à Covid-19 (n=169)

	Nível 200 (n=44)			Nível 300 (n=59)			Nível 400 (n=66)			Todos os níveis (n= 169)			Média ± Desv. Desvio
	Sim	Não	Não sei	Sim	Não	Não sei	Sim	Não	Não sei	Sim	Não	Não sei	
Tento evitar locais com muita gente	42 (95.0%)	2 (5.0%)	0 (0.0%)	57 (96.3%)	2 (3.7%)	0 (0.0%)	59 (90.0%)	7 (10.0%)	0 (0.0%)	158 (93.5%)	11 (6.5%)	0 (0.0%)	1.06± 0.24
Tento manter o distanciamento social das pessoas	36 (82.5%)	8 (17.5%)	0 (0.0%)	51 (87.0%)	4 (7.4%)	3 (5.6%)	59 (90.0%)	7 (10.0%)	0 (0.0%)	147 (87.0%)	19 (11.0%)	3 (1.9%)	1.13± 0.33
Prefiro ir ao hospital para fazer testes e tratamento quando vejo sintomas de COVID-19	32 (72.5%)	11 (25.0%)	1 (2.5%)	48 (81.5%)	9 (14.8%)	2 (3.7%)	51 (76.7%)	15 (23.3%)	0 (0.0%)	131 (77.3%)	35 (20.8%)	3 (1.9%)	1.23± 0.42
Lavo as mãos ou higienizo-as antes de tocar na cara ou nos olhos ou depois de regressar a casa	40 (90.0%)	4 (10.0%)	0 (0.0%)	55 (92.6%)	2 (3.7%)	2 (3.7%)	53 (80.0%)	13 (20.0%)	0 (0.0%)	147 (87.0%)	20 (11.7%)	2 (1.3%)	1.13± 0.33
Estou hesitante em tomar a vacina contra a COVID-19 porque não estou	26 (60.0%)	18 (40.0%)	0 (0.0%)	27 (46.3%)	30 (50.0%)	2 (3.7%)	36 (55.0%)	24 (36.7%)	5 (8.3%)	90 (53.2%)	71 (42.2%)	8 (4.5%)	1.47± 0.50

85

familiarizado com ela												
Estou hesitante em tomar a vacina contra a COVID-19 porque estou preocupado com os potenciais efeitos secundários	17 (37.5%)	28 (62.5%)	0 (0.0%)	32 (53.7%)	27 (46.3%)	0 (0.00%)	42 (63.3%)	24 (36.7%)	0 (0.0%)	90 (53.2%)	79 (46.8%)	0 (0.0%)	1.47± 0.50

Fontes: Inquérito de campo, 2023

4.4Factores   que influenciam a vontade dos estudantes de enfermagem da Universidade de Valley View em receber a dose de reforço da vacina contra a COVID-19

Foi utilizada uma regressão logística para explorar os factores que influenciam a vontade de receber doses de reforço entre os estudantes de enfermagem. Um valor de p < 0,05 foi considerado significativo (bicaudal). A variável dependente é a vontade de receber um reforço da vacina contra a COVID-19. Havia 10 variáveis independentes, das quais 6 influenciaram significativamente a variável dependente (Tabela 4.8).

A análise de regressão logística binária múltipla mostrou que os seguintes factores influenciam significativamente a vontade dos estudantes de enfermagem de receberem o reforço: sexo, se o estudante foi vacinado, se encoraja a sua família, amigos e parentes a receberem o reforço da vacina contra a COVID-19, se acredita que o reforço da vacina contra a COVID-19 é seguro? Acha que se todos na sociedade mantiverem as medidas de prevenção, a pandemia da COVID-19 pode ser erradicada sem vacinação? e acha que as empresas farmacêuticas desenvolveram vacinas seguras e eficazes contra a COVID-19?

O resultado da análise mostra que os homens têm 15,44 vezes mais probabilidades de receber uma dose de reforço contra a COVID-19 do que as mulheres. Os estudantes de enfermagem que foram vacinados têm 0,10 vezes mais probabilidades de não receberem a dose de reforço. Além disso, os estudantes de enfermagem que incentivam os seus familiares/amigos/parentes a tomar a vacina de reforço contra a COVID-19 têm 14,2 vezes mais probabilidades de serem vacinados do que aqueles que não o fazem. Além disso, os estudantes de enfermagem que acreditam que a vacina de reforço contra a COVID-19 é segura têm 21,4 vezes mais probabilidades de serem vacinados do que os que têm opiniões contrárias.

Além disso, os estudantes de enfermagem que pensavam que, se todos na sociedade mantivessem as medidas preventivas, a pandemia de COVID-19 poderia ser erradicada sem vacinação têm 0,08 vezes menos probabilidades de serem vacinados. Por último, os estudantes de enfermagem que pensam que as empresas farmacêuticas desenvolveram vacinas seguras e eficazes contra a COVID-19 têm 21,1 vezes mais probabilidades de serem vacinados do que os que têm opiniões contrárias.

Quadro 4. 8: Resultados da regressão logística binária

	B	S.E.	Wald	Sig.	Exp(B)
Sexo do estudante	2.737	1.100	6.195	.013	15.437
Foi vacinado?	-2.271	.717	10.041	.002	.103
Considera que a vacina de reforço contra a COVID-19 é segura?	-2.637	1.358	3.771	.052	.072
Incentiva os seus familiares/amigos/parentes a tomarem a vacina de reforço contra a COVID-19?	2.651	1.133	5.473	.019	14.162
Acredita que a vacina de reforço contra a COVID-19 pode reduzir a propagação da COVID-19?	-1.030	1.020	1.019	.313	.357
Considera que a vacina de reforço contra a COVID-19 é segura?	3.065	1.356	5.106	.024	21.427
Acredita que a vacina de reforço contra a COVID-19 pode reduzir as complicações associadas à COVID-19?	1.307	1.130	1.339	.247	3.696
Considera que, se todos na sociedade mantiverem as medidas de prevenção, a pandemia de	-2.499	1.228	4.143	.042	.082

COVID-19 pode ser erradicada sem vacinação?					
Considera que as empresas farmacêuticas desenvolveram vacinas contra a COVID-19 seguras e eficazes?	3.050	.987	9.554	.002	21.125
Considera que apenas as pessoas de alto risco, como os profissionais de saúde e os idosos com outras doenças, necessitam de uma dose de reforço?	-.812	.762	1.136	.286	.444
Constante	.384	1.291	.088	.766	1.468

4.5 Discussão dos resultados

Dado que a pandemia da COVID-19 criou uma nova realidade global, alguns estudos disponíveis centram-se nos conhecimentos e atitudes dos estudantes de enfermagem em relação à profissão de enfermagem durante a emergência da COVID-19 (Černelič-Bizjak & Dolenc, 2022). Esta secção discute o resultado da investigação.

O estudo foi realizado entre estudantes de enfermagem noturnos da Valley View University em Oyibi, na região da Grande Acra. Mostra as associações entre variáveis categóricas e algumas respostas, bem como os factores que afectam a vontade de receber uma dose de reforço da COVID-19.

❖ **Dados sócio-demográficos dos estudantes de enfermagem**

O estudo revelou que, no total, dos 169 estudantes de enfermagem noturnos incluídos na amostra, cerca de metade (50,6%) eram do sexo masculino e 49,4% do sexo feminino. O nível 200 (55%) e o nível 300 (55,6%) registaram mais homens do que o nível 400, com uma percentagem mais elevada de mulheres (56,7%). As idades dos estudantes variaram entre os 19 e os 39 anos, com uma média de idades de cerca de 29 anos (desvio-padrão = 4,7). A média de idades dos níveis 200, 300 e 400 é de 29 anos (Desvio Padrão = 5,2 anos), 28 anos (Desvio Padrão = 4,6) e 29 anos (Desvio Padrão = 4,5 anos). O resultado mostra que uma maior percentagem dos estudantes (35,1%) tem idades compreendidas entre os 26 e os 30 anos. De acordo com Workman (2022), os estudantes de enfermagem com menos de trinta anos têm maior probabilidade de serem vacinados ou de considerarem a vacinação.

Os resultados revelaram que cerca de um terço dos estudantes de enfermagem (72,1%) foram vacinados, contra 27,9%. A repartição é de 82,5% para o nível 100, 72,2% para o nível 200 e 65,0 para o nível 400. Os estudantes efectuaram entre 1 e 3 vacinações, tendo a maioria (62,2%) sido vacinada duas vezes (2), seguida de uma vez (24,3%). Poucos foram vacinados três vezes (13,5%).

Objetivo 1: Perceção dos alunos em relação à vacina e ao reforço contra a covid-19

A perceção da maioria dos estudantes (82,5%) neste inquérito sugere que eles acreditam que as vacinas contra a COVID-19 são eficazes, contra 17,5% que acreditam que não são eficazes. Não se verificou uma relação significativa entre os níveis dos estudantes e o facto de as vacinas contra a COVID-19 serem eficazes, com um alfa = 0,05. Além disso, a maioria dos estudantes (76,6%) acredita que a vacina contra a COVID-19 é segura, contra 23,4%. Houve uma relação estatisticamente significativa entre os níveis e o facto de os estudantes de enfermagem acreditarem que a vacina contra a COVID-19 é segura a p = 0,05 (p = 0,003, p; 0,05).

Os estudos sugerem que os estudantes ainda têm incertezas sobre o aspeto da segurança e a eficácia das vacinas contra a COVID-19, pensando que podem levar a infecções e preocupando-se com potenciais efeitos adversos. Estas questões afectam negativamente a aceitabilidade das vacinas por parte das pessoas, o que está de acordo com estudos semelhantes relativos a estudantes universitários, que revelaram que as dúvidas sobre a segurança das vacinas e a desconfiança em relação à eficácia das vacinas, as complicações da administração das vacinas e a falta de informação clara sobre as vacinas foram as principais razões para a hesitação na vacinação (Rosental & Shemueli, 2021; Saied, Saied, kabbash, & Abdo, 2021).

O estudo identifica que cerca de um terço (77,9%) dos estudantes de enfermagem concordam que aceitarão o reforço da vacina contra a COVID-19, contra 22,1% que não o aceitarão, uma cobertura vacinal mais ampla entre os estudantes de enfermagem da amostra. A elevada percentagem de estudantes de enfermagem dispostos a receber o reforço está de acordo com estudos semelhantes realizados por (Al-Mugheed, Al-

Rawajfah, Bani-Issa, & Rababa). Velikonja. K. et al (2021) detectaram a vacinação entre 25% dos estudantes de enfermagem dos seus estudos, o que é considerado inferior em termos de cobertura vacinal. Todos os vários níveis de alunos relataram alguma percentagem de alunos que não aceitam a vacina. A relação não é estatisticamente significativa em p=0,05 (p=0,061). De acordo com Yassin et al., (2022), alguns estudantes relataram razões individuais para a recusa da vacina, como o medo de agulhas, a falta de tempo e o facto de terem sido previamente infectados foram associados negativamente à probabilidade de serem vacinados. Também foi referido que a aquisição de imunidade natural a partir de uma infeção anterior e a aversão às injecções eram razões que justificavam a recusa da vacina. Por outro lado, Spinewine et al (2021) descobriram que uma história pessoal de infeção por COVID-19 não estava associada à aceitação da vacina; isso sugeriu que a aceitação da vacinação é um hábito de um indivíduo.

A maioria dos estudantes (61,0%) teve uma perceção positiva de que as vacinas contra a COVID-19 foram desenvolvidas demasiado depressa, contra 20,1% que tiveram uma perceção negativa. Os resultados indicam que todos os níveis registaram uma percentagem mais elevada de concordância com o facto de as vacinas terem sido desenvolvidas demasiado depressa. Sung et al (2021) são de opinião que as empresas farmacêuticas de todo o mundo estão a desenvolver vacinas rapidamente e que existe uma nova tecnologia. Velikonja et al (2021) afirmaram que a rápida produção de vacinas contra a COVID-19, juntamente com a preocupação com o teste rigoroso das vacinas, para além dos diferentes tipos de vacinas que foram utilizados entre os países e dos efeitos adversos que variam de tipo para tipo, poderiam influenciar a hesitação em vacinar.

A maioria dos estudantes (90,2%) teve a perceção positiva de que Existem preocupações quanto a possíveis reacções alérgicas ou adversas após a administração da vacina. Isto reflecte-se nas respostas por grupos de níveis. Alguns são contra a perspetiva de reacções adversas após a administração da vacina. Além disso, foi a perceção da maioria dos estudantes (61,1%) que responderam positivamente ao facto de não estarem preocupados com os efeitos a longo prazo após a toma da vacina, contra 24,6% que não estão preocupados. Foram registadas respostas semelhantes para os vários níveis de estudantes.

Além disso, 63,7% estavam satisfeitos com as políticas governamentais relativas aos programas de vacinação contra a COVID-19, enquanto 24,6% não estavam. Foi um reflexo das respostas dos vários níveis de estudantes de enfermagem da Universidade. Os resultados actuais são semelhantes aos de (Albaqawez, et al., 2020) que referiu que os estudantes do governo e do Ministério da Saúde estão a fazer um bom trabalho na resposta ao surto. O resultado do presente estudo está em conformidade com o resultado do estudo realizado na China, onde a maioria dos inquiridos teve atitudes positivas em relação à pandemia de COVID-19; ou seja, 90,8% pensavam que a COVID-19 seria eficazmente controlada e 97,1% estavam confiantes de que a China poderia ultrapassar este surto (Zhong, et al., 2020). O Governo do Gana, através dos

Serviços de Saúde do Gana e do Ministério da Saúde, aplicou muitas medidas, incluindo orientações e protocolos, para controlar o surto da pandemia. Algumas zonas foram encerradas, o movimento foi restringido, as multidões foram desencorajadas, entre outras.

A maioria dos estudantes de enfermagem (65%) tinha a perceção de que as vacinas não são necessárias e que o mais importante é o sistema imunitário. Alguns tinham opiniões contrárias (15,6%). No seguimento de estudos anteriores (Su, et al., 2021)os estudantes de enfermagem acreditam que a imunidade das vacinas é superior à imunidade adquirida por infecções naturais, ao passo que outro estudo revelou mais estudantes de enfermagem com uma atitude que apoia a imunidade natural em vez das vacinas (Rosental & Shmueli, 2021). Su et al. (2021) concluíram que tanto a imunidade natural como a artificial são susceptíveis de desempenhar um papel na redução da propagação da COVID-19 e da mortalidade que lhe está associada.

A maioria dos estudantes de enfermagem (75,9%) concordou que encorajaria outras pessoas a aceitar as vacinas contra a COVID-19 e houve quem não o fizesse. Para aqueles que não o fariam, teriam de ser mais sensibilizados para a necessidade das vacinas. Um estudo de Velikonja, et al., (2021) revelou que a maioria dos estudantes de enfermagem entrevistados expressou uma maior intenção de vacinação e aconselhou a vacinação a outras pessoas. A intenção de vacinação mais elevada e o aconselhamento da vacinação estavam principalmente associados à crença nos benefícios da vacina, à confiança nas instituições, à perceção da eficácia da vacina, à influência do ambiente social, à proteção dos doentes e à perceção do dever dos profissionais de saúde. Além disso, Jiang et al. (2021) indicaram que, se os estudantes tiverem boas atitudes e comportamentos de vacinação, podem incentivar outros estudantes a vacinarem-se.

Objetivo 2: Conhecimento e atitude dos alunos em relação à COVID-19

Os estudos de conhecimentos, atitudes e práticas sobre a COVID-19 podem ser muito úteis para avaliar a eficácia e o sucesso da educação para a saúde pública relativamente à atual pandemia. Além disso, os conhecimentos, atitudes e práticas adequados em relação à COVID-19 entre as comunidades são de enorme importância e são fundamentais para a prevenção desta pandemia (KASSA, Mekonen, Yesuf, Woday Tadesse, & Bogale, 2020).

Os resultados revelaram um bom nível de conhecimento da COVID-19 entre os estudantes de enfermagem da Universidade de Valley View. De acordo com Lee et al. (2021), o conhecimento pode desempenhar um papel crucial no reforço da prática de comportamentos preventivos públicos. Embora seja difícil dizer quanto conhecimento é suficiente para alcançar mudanças desejáveis nos resultados de saúde, o impacto do conhecimento nos comportamentos de saúde foi validado em muitas áreas da saúde pública (Lin, Jung, McCloud, & Viswanath, 2014; Lau, et al., 2020) com base na premissa de que o público pode tomar "decisões informadas sobre comportamentos de saúde, tirando partido dos seus conhecimentos sobre questões de saúde relevantes".

O resultado do estudo indica que 98,8% dos estudantes de enfermagem estão conscientes de que a COVID-19 pode resultar em complicações e que as vacinas previnem eficazmente a COVID-19. 70,8% dos estudantes entendem que a COVID-19 pode ser adquirida mesmo após a vacinação completa. Uma percentagem igualmente elevada (29,2%) pensa o contrário. (2020) revelaram que os estudantes tinham uma aprovação moderada da eficácia e segurança da vacina, o que contradiz os relatórios dos estudos existentes. Além disso, Rubin relatou que a reinfeção com COVID-19 para indivíduos vacinados é possível, mas com sintomas relativamente leves e uma taxa reduzida de hospitalização (Rubin, 2021). Um estudo efectuado por Rahman et al. (2022) indicou que 58,13% e 64,81% dos estudantes universitários comunicaram conhecimentos e atitudes positivos em relação à vacina contra a COVID-19.

Os resultados mostram que uma elevada percentagem de alunos (86,4%) conhece a gravidade da doença (86,4%) e as suas complicações (68,8%). A comparação dos três níveis sugere que uma percentagem igualmente mais elevada de alunos conhece a natureza grave da COVID-19, bem como as suas complicações. Além disso, cerca de um terço (70,1%) dos alunos tem conhecimento de que os idosos e os doentes crónicos têm maior probabilidade de sofrer de doença grave e morte devido à infeção por

COVID-19. Este facto é confirmado por uma percentagem mais elevada de alunos dos níveis 200, 300 e 400. As preocupações com o futuro envolvimento no tratamento e cuidados de doentes de alto risco, o conhecimento insuficiente sobre esta doença altamente contagiosa e as imensas pressões sobre o sistema de saúde podem também afetar a identidade profissional dos estudantes de enfermagem e outros (Dunn, Sheeham, Horsern, Turnham, & Wilknson, 2020; Sun, et al., 2020). Alguns estudos anteriores confirmaram que a maioria dos estudantes considera o coronavírus altamente infecioso e letal (Al-Hazmi, Gosadi, Somily, Alsubaie, & Saeed, 2018).

As questões de segurança e de auto-proteção são de alguma forma esperadas, uma vez que os estudantes de enfermagem podem ser vítimas de infeção e, ao mesmo tempo, potenciais portadores da doença para a população em geral. Isto também reflecte a necessidade de integrar conhecimentos e competências específicos nos programas de estudo para preparar os estudantes de enfermagem para emergências de saúde pública semelhantes. Por conseguinte, é importante avaliar sistematicamente as necessidades de aprendizagem dos estudantes de enfermagem em situações extremas (Wang, et al., 2020) tais como as que surgem durante uma pandemia (Černelič-Bizjak & Dolenc, 2022).

O estudo revelou que a maioria dos estudantes dos níveis 200 (65,0%), 300 (74,1%) e 400 (70,0%) está ciente do facto de as vacinas contra a COVID-19 terem efeitos secundários. No total, 70,1% atestam o facto de que tem efeitos secundários, enquanto 29,9% pensam o contrário.

O estudo revelou que a maioria dos estudantes incluídos na amostra (66,9%) não tem qualquer conhecimento ou ideia das diferenças de eficácia das vacinas contra a COVID-19 da Pfizer, da Moderna e da Astra Zeneca. Este facto constitui uma grande preocupação para os trabalhadores da frente de combate. A maior parte (90,3%) dos alunos da amostra sabia onde se pode vacinar quando a vacina contra a COVID-19 estiver disponível. Este facto é comprovado por 85% dos alunos do nível 200, 92,6% dos alunos do nível 300 e 91,7% dos alunos do nível 400. No entanto, muito poucos não tinham ideia sobre onde receber a vacinação quando a vacina contra a COVID-19 estiver disponível.

Além disso, foram feitas perguntas aos estudantes de enfermagem relacionadas com os protocolos instituídos no país para evitar a propagação do vírus. Estes incluíam evitar locais com muita gente, manter a distância social e lavar as mãos, entre outros. Os protocolos são medidas preventivas instituídas para a saúde e a segurança no país (República do Gana, 2020; OMS, 2023). Este estudo mostra uma percentagem mais elevada de estudantes que têm a atitude de evitar locais com muita gente (93,5%), manter o distanciamento social (87,0%) e lavar as mãos (87,0%). O estudo sobre o comportamento preventivo dos estudantes de enfermagem durante o período da pandemia de Covid-19 revelou, na sua maioria, um elevado nível de adesão às medidas de prevenção. O estudo confirma as conclusões de Lee, Kang e You (2021), que revelaram que o impacto das crenças de eficácia nas medidas preventivas era elevado tanto na higiene pessoal como no distanciamento social. A maioria dos inquiridos cumpriu as práticas recomendadas, como o uso de máscaras faciais, a prática da higiene das mãos e o distanciamento social para prevenir as infecções por COVID-19.

No total, houve uma maior percentagem de estudantes de enfermagem (68,2%) que estavam convencidos de que o reforço da COVID-19 é seguro para ser utilizado, contra 31,8% que disseram o contrário. A percentagem foi mais elevada no nível 300 (75,0%), no nível 300 (57,4%) e no nível 400 (73,3%). Não houve uma relação significativa entre o nível dos estudantes e a crença de que o reforço da vacina contra a Covid-19 é seguro a um nível de 5% (p=0,106). Os resultados confirmam um estudo de Rahman et al. (2022) que revelou que, em geral, 54,34% dos estudantes universitários do Bangladeche concordavam que a vacina contra a COVID-19 é segura e eficaz.

Além disso, uma percentagem mais elevada de todos (63,3%) acredita que o reforço tem uma reação adversa após a vacinação. Esta resposta reflecte-se no nível 200 (55,0%), no nível 300 (66,7%) e no nível 400 (66,7%). Houve uma percentagem igualmente elevada de pessoas que acreditavam que não havia efeitos adversos depois de tomar o reforço entre os níveis de estudantes. Os resultados do qui-quadrado não mostraram uma relação significativa entre o nível dos estudantes e uma reação adversa ao reforço após a vacinação. Estudos sugerem que as vacinas com elevada eficácia, longos períodos de proteção e baixa incidência de reacções adversas foram facilmente aceites pela população (Kreps, et al., 2020).

Cerca de um terço dos estudantes de enfermagem incluídos na amostra (79,2%) afirma que encorajará os seus familiares, amigos e parentes a serem vacinados contra a COVID-19, contra 20,8%. A percentagem foi igualmente mais elevada entre os estudantes de enfermagem dos níveis 200 (100,0%), 300 (70,4%) e 400 (73,3%). Os resultados mostraram uma relação significativa entre o nível dos estudantes e o facto de encorajarem ou não os seus familiares, amigos e relações a 0,05 (p=0,01, p<0,05).

No geral, cerca de um terço dos estudantes de enfermagem (73,4%) revelou que acredita que a vacina de reforço contra a COVID-19 pode reduzir a propagação da COVID-19. Comparando os diferentes níveis de estudantes, a maioria respondeu afirmativamente. Houve uma percentagem igualmente elevada que disse não à noção de que a vacina de reforço contra a COVID-19 pode reduzir a propagação da COVID-19. Não houve uma relação significativa entre o nível dos alunos e a questão ao nível de 0,05 (p=0,435). Um estudo de Rahman et al., (2022) revelou que 43,88% dos estudantes acreditavam que a vacina poderia travar a pandemia. (Mahman, et al., 2022). Este facto confirma as conclusões do presente estudo.

A maior percentagem de estudantes de enfermagem (66,9%) acredita que a vacina de reforço contra a COVID-19 pode reduzir as complicações associadas à COVID-19. A resposta reflecte a dos diferentes níveis de estudantes. Isto constitui cerca de um terço da amostra total. Não se registou uma relação significativa entre o nível dos estudantes e a questão ao nível de 0,05% (p=0,487).

Mais de um terço do total de alunos (83,8%) respondeu afirmativamente à noção de que, se todos na sociedade mantiverem as medidas preventivas, a pandemia de COVID-19 pode ser erradicada sem vacinação, o que mostra que uma elevada percentagem do nível dos alunos concordou com a noção. Não houve uma relação significativa entre o nível e as suas respostas sobre o facto de que, se toda a sociedade mantiver as medidas de prevenção, a pandemia de COVID-19 pode ser erradicada sem vacinação, ao nível de 5%.

A noção de que as empresas farmacêuticas desenvolveram vacinas seguras e eficazes contra a COVID-19 era elevada entre os estudantes. Sessenta e um, (61%) dos estudantes de enfermagem eram da opinião de que as empresas farmacêuticas desenvolveram vacinas seguras e eficazes contra a COVID-19, contra 39% que tinham opiniões contrárias. A relação entre o nível dos estudantes e as suas respostas foi estatisticamente significativa a um nível de 5% (p=0,017)

De acordo com Rashedi et al., (2021), a estratégia de combinação, utilizando vacinas heterólogas na primeira e na segunda dose, pode resolver com êxito as dificuldades mencionadas. O estudo mostra que a maioria dos estudantes de enfermagem indicou que a combinação da dose de reforço não é segura e eficaz. A resposta foi semelhante à dos vários grupos (níveis) de estudantes. A relação não foi significativa ao nível de 0,05%. Tomar uma vacina diferente contra a COVID-19 depois de uma dose única das vacinas Oxford-AstraZeneca ou Pfizer-BioNTech é seguro e eficaz e pode reforçar ainda mais a resposta imunitária, segundo um estudo realizado com 1000 voluntários do Reino Unido (Stuart, et al., 2022). Um bom número de estudantes (60,4%) não acreditava que apenas os indivíduos de alto risco, como os profissionais de saúde e os idosos com outras doenças, precisassem de uma dose de reforço, mas sim que todas as pessoas precisassem. O nível 300 concordou com esta ideia, contra os níveis 20 e 400. A relação é estatisticamente significativa ao nível de 5% (p=0,000, p>0,05). A maioria (84,4%) dos alunos recomendou que os alunos precisam de uma dose de reforço. Todos os alunos do nível 200 (100%), bem como os do nível 300 (79,6%) e 4 (78,3%) concordaram que os alunos precisam de doses de reforço. A relação apresenta um nível de 5%. Os resultados mostraram uma relação significativa entre o nível e a necessidade de doses de reforço por parte dos estudantes.

A maioria dos estudantes (76,6%) é da opinião de que a vacinação de reforço contra a Covid-19 reduzirá a gravidade. A resposta é um reflexo dos vários grupos. A associação é estatisticamente significativa a um nível de 5% (p=0,027, p>0,05). Todos os tipos de vacina utilizados para o reforço na Tailândia ofereceram uma proteção semelhante contra a COVID-19 grave (Intawong, et al., 2023). De acordo com Velikonja, et al., (2021), o medo dos efeitos secundários e a recusa geral das vacinas são as principais razões para a hesitação na vacinação. Os resultados revelaram que cerca de metade (53,2%) dos alunos mostraram hesitação em tomar um reforço contra a covid-19 quando lhes foi perguntado, porque não estavam familiarizados com a vacina. Do mesmo modo, 53,2% não tomaram uma dose de reforço devido a preocupações com os potenciais efeitos secundários.

A maioria dos estudantes de enfermagem (77,3%) recomenda que os estudantes devem tomar uma vacina de reforço mais cedo. A distribuição das respostas pelo nível dos estudantes é de 97,5%, 72,2% e 75,0% para os níveis 200, 300 e 400, respetivamente. Não existe uma relação significativa entre o nível dos estudantes e a resposta dos estudantes sobre o facto de os estudantes receberem as vacinas de reforço o mais cedo possível, ao nível de 5%. Os resultados revelaram que a maioria dos alunos da amostra (68,8%) prefere a imunidade natural em vez de um reforço. Houve um número considerável (31,2%) que optaria por uma dose de reforço. Não se registou uma relação significativa entre as respostas ao nível de 5%.

Objetivo 3:   Factores que influenciam a vontade dos estudantes de enfermagem da Universidade de Valley View em receber a dose de reforço da vacina contra a COVID-19

Da análise deduziu-se que o género desempenha um papel significativo na receção das doses de reforço. Os homens têm 15,44 (OR) vezes mais probabilidades de receber a dose de reforço do que as mulheres. Este facto confirma as conclusões de Zintel et al., (2022) cujo cálculo de metadados revelou que, no seu estudo, um número significativamente menor de mulheres declarou que iria ser vacinado do que os homens (OR 1,41), e a probabilidade de os estudantes que foram vacinados receberem a dose de reforço é 0,04 menos provável. Estes resultados contradizem as provas de que os reforços proporcionam uma proteção adicional contra a COVID-19. A compreensão das atitudes em relação aos reforços será fundamental para os esforços de saúde pública, especialmente tendo em conta a hesitação em receber a primeira ou a segunda dose da vacina em todo o mundo (Alshurman, Khan, Mac, Majeed, & Butt, 2021). Isto também contradiz os resultados de Lee et al., (2022) que concluíram que 96,2%) dos estudantes estariam dispostos a receber doses adicionais de vacina se recomendado. Isto pode ser resultado de complicações de vacinações anteriores, disponibilidade de tempo, o aluno com menos informações sobre doses adicionais e fundos para chegar aos centros de vacinação, entre outros.

Além disso, aqueles que incentivam a sua família, amigos e parentes a receber a vacina de reforço contra a COVID-19 têm 14,2 vezes mais probabilidades de serem vacinados. Isso confirma um estudo de Paudel, et al., (2023) que afirmou que a maioria dos participantes (91,7%) da amostra afirmou que incentivará seus familiares e amigos a se vacinarem contra a COVID-19 Além disso, os estudantes de enfermagem que acreditam que o reforço da vacina COVID-19 é seguro têm 21,4 mais chances de serem vacinados. Um estudo realizado por Jiang et al., (2021) concorda que 71,6% da população amostrada disse que as vacinas no mercado são seguras. Da mesma forma, os estudantes de enfermagem que pensam que se todos na sociedade mantiverem as medidas preventivas, a pandemia da COVID-19 pode ser erradicada sem vacinação têm menos 0,08 probabilidades de serem vacinados. Por último, as mães lactantes que pensam que as empresas farmacêuticas desenvolveram vacinas seguras e eficazes contra a COVID-19 têm 21,1 mais probabilidades de serem vacinadas do que as que têm opiniões contrárias.

CAPÍTULO CINCO

RESUMO, CONCLUSÃO E RECOMENDAÇÃO

5.0   Introdução

O capítulo apresenta um resumo, uma conclusão e uma recomendação sobre a perceção dos estudantes da Universidade de Valley View, no Gana, sobre os reforços da vacina contra a COVID-19. Com base nos resultados obtidos sobre o assunto, são apresentadas conclusões com recomendações relevantes para as políticas.

5.   1Síntese do estudo

A nível mundial, incluindo o Gana, a COVID-19, que a Organização Mundial de Saúde (OMS) classificou como uma pandemia, causou uma mortalidade e morbilidade significativas. Em 12 de março de 2020, o Gana recebeu a confirmação oficial dos dois primeiros casos de COVID-19. A nível nacional, regional, distrital e comunitário, os planos de preparação e resposta foram activados para utilização. Em 31 de dezembro de 2020, havia 535.168 casos confirmados - incluindo 335 mortes - 53.928 recuperações e 905 casos activos. A maior parte das doenças infecciosas pode ser impedida de se propagar e a sua mortalidade pode ser reduzida com a vacinação, revelou a investigação.

Entretanto, a aceitação da vacina é crucial porque está na base do sucesso de qualquer programa de vacinação. Várias marcas de vacinas contra a COVID-19 foram rapidamente desenvolvidas, aprovadas e receberam autorizações de utilização de

106

emergência. No Gana, foram administradas cerca de 22,4 doses da vacina contra o coronavírus (COVID-19) até março de 2023. O governo do Gana declarou o seu plano de vacinação da população, começando pelo pessoal vital e de alto risco, como parte das tentativas locais de controlar a epidemia pandémica de COVID-19. O número total de doses de vacinas contra o coronavírus (COVID-19) administradas no Gana em março de 2023 era de cerca de 22,4. Como parte dos esforços locais para gerir o surto da pandemia de COVID-19, o governo do Gana anunciou a sua intenção de vacinar a sua população, começando pelos trabalhadores essenciais e de alto risco.

Há indícios de que uma proporção substancial de pessoas totalmente vacinadas (incluindo estudantes) hesita em receber uma dose de reforço da vacinação contra a COVID-19. Os estudantes universitários representam um grupo ativo com implicações importantes na transmissão do novo coronavírus. A elucidação dos seus conhecimentos, atitudes e percepções foi importante para personalizar o material de comunicação e outras actividades de informação.

O objetivo deste estudo é examinar as opiniões sobre o reforço da vacina contra a COVID-19 entre os estudantes universitários, com destaque para os estudantes de enfermagem noturnos da Universidade de Valley View. A população do estudo consistiu nos níveis 200, 300 e 400 dos estudantes de enfermagem noturnos da Valley View University do campus de Accra em Oyibi. O número total de estudantes do curso noturno de enfermagem incluídos na amostra do estudo é de 169, dos quais 44 do nível 200, 59 do nível 300 e 66 do nível 400.

O investigador utilizou técnicas de amostragem estratificada, intencional e aleatória simples (amostragem probabilística) na seleção do representante dos estudantes. Foi criado um questionário estruturado em linha utilizando formulários Kobo Box com um formulário de consentimento anexado. O link do questionário foi colocado na plataforma da turma para o grupo-alvo (alunos). Apenas um formulário de inquérito preenchido foi utilizado para a análise.

O questionário está dividido em quatro (4) secções. A secção A apresentava a informação demográfica (idade, sexo, residência, nível de escolaridade, se o aluno já tinha sido vacinado anteriormente e número de vezes que foi vacinado), enquanto a secção B apresentava perguntas sobre a perceção dos alunos em relação à vacina contra a COVID-19 (10 perguntas). Além disso, a secção C incluía perguntas sobre o conhecimento e a atitude dos estudantes em relação à COVID-19 (14 perguntas) e a secção D apresentava perguntas relacionadas com a perceção da dose de reforço da COVID-19 entre os estudantes (16 perguntas).

A percentagem de homens era superior em 1,2 à das mulheres. Com exceção do nível 400, os níveis 200 e 300 registaram uma percentagem mais elevada de homens em relação às mulheres. A idade dos estudantes variava entre 19 e 39 anos, com uma média de 29 anos (desvio-padrão = 4,7 anos). A maioria dos estudantes de enfermagem tinha entre 26 e 30 anos (35,1%), 72,1% tinham recebido as vacinas contra a Covid-19 e a repartição por níveis é de 82,5%: nível 200, 72,2% nível 300 e 65% nível 400. O estudo mostra que a maioria dos estudantes de enfermagem (44,8%) tinha recebido duas injecções de Covid-19.

A perceção da maioria dos estudantes de enfermagem é que as vacinas contra a COVID-19 são eficazes (82,5%), seguras (76,6%) e que aceitam as vacinas (77,9%). Verificou-se uma elevada percentagem de respostas entre os estudantes dos níveis 200, 300 e 400 que concordam com a afirmação. De um modo geral, a maioria respondeu positivamente (Concordo fortemente e Concordo) ao facto de as vacinas terem sido desenvolvidas demasiado depressa (61,0%), de haver preocupações quanto a possíveis reacções alérgicas ou adversas após a administração da vacina (90,2%) e preocupações quanto a possíveis efeitos a longo prazo após a administração da vacina (61,1%). Houve uma percentagem mais elevada de estudantes de várias categorias que concordaram com esta ideia. No entanto, no total, um bom número de estudantes de enfermagem estava satisfeito com a política governamental em relação ao programa de vacinação contra a COVID-19 para ultrapassar a pandemia (63,7%) e, por conseguinte, acredita nas vacinas contra a COVID-19 (65,0%) e, por conseguinte, encorajará outros a aceitarem as vacinas contra a COVID-19 (75,9%). Estas respostas são também pensadas para os alunos dos níveis 200, 300 e 400.

Além disso, a maioria dos estudantes de enfermagem respondeu afirmativamente que acredita que a vacina de reforço da COVID-19 é segura (68,2%), a vacinação de reforço da COVID-19 tem reações adversas (63,6%), acredita que a vacina de reforço da COVID-19 pode reduzir a propagação da COVID-19 (73,4%) e que se todos na sociedade mantiverem as medidas preventivas, a pandemia da COVID-19 pode ser erradicada sem vacinação (83,8%). Além disso, no total, a maioria dos estudantes de enfermagem incentivará seus familiares/amigos/parentes a tomar a vacina de reforço contra a COVID-19 (79,2%), acredita que a vacina de reforço contra a COVID-19 pode reduzir as complicações associadas à COVID-19 (66,9%), que as empresas farmacêuticas desenvolveram vacinas seguras e eficazes contra a COVID-19 (61,0%) e que a combinação de doses de reforço não é segura e eficaz (70,8%). Os resultados revelam percentagens mais elevadas em todos os níveis de alunos que concordam com o padrão de respostas.

Um bom número de estudantes de enfermagem acredita que não são apenas os indivíduos de alto risco, como os profissionais de saúde e os idosos com outras doenças, que precisam de uma dose de reforço (60,4%), os estudantes precisam de uma dose de reforço (84,4%), que a vacinação com uma dose de reforço contra a covid-19 reduzirá a gravidade (76,6%), recomenda que os estudantes recebam vacinas de reforço o mais cedo possível (77,3%) e preferem imunidade natural em vez de uma dose de reforço (68,8%). Um pouco mais de metade dos estudantes de enfermagem referiu hesitar em tomar as doses de reforço (53,2%).

No total, uma maior percentagem está ciente de que a Covid-19 pode resultar em complicações (68,8%), que as vacinas não podem prevenir eficazmente a Covid-19 (57,1%), que a Covid-19 pode ser adquirida após a vacinação completa (70,8%) e que sabem onde podem ser vacinados quando a vacina contra a Covid-19 estiver disponível. (90.3%). Um bom número de estudantes de enfermagem sabe que não há grandes diferenças na eficácia das vacinas contra a Covid-19 da Pfizer, Moderna e Astra Zeneca (66,9%), que as vacinas contra a Covid-19 têm efeitos secundários (70,1%), que os idosos e os doentes crónicos têm maior probabilidade de sofrer de doença grave e morte por infeção por COVID-19 (75,3%) e que a Covid-19 é uma doença grave (86,4%).

A maioria dos estudantes de enfermagem, como medida de precaução, tenta evitar locais com muita gente (93,5%), mantém o distanciamento social das pessoas (87,0%), lava as mãos ou higieniza-as antes de tocar no rosto ou nos olhos ou depois de regressar a casa (87,0%) e prefere visitar o hospital para fazer testes e tratamento quando vê sintomas de COVID-19. Uma percentagem mais elevada de estudantes de enfermagem demonstrou hesitação em tomar a vacina contra a COVID-19 por não estarem familiarizados com a mesma (53,2%) e também por estarem preocupados com os potenciais efeitos secundários (53,2%). A maioria dos estudantes de enfermagem concorda em todos os níveis estabelecidos com as ideias atitudinais.

A análise de regressão logit mostra que, das 10 variáveis do modelo, seis (6) foram estatisticamente significativas e influenciaram significativamente a vontade dos estudantes de enfermagem da Valley View University de receber uma dose de reforço da vacina contra a COVID-19, com um valor alfa de 0,05. São elas: 1) o Género dos estudantes, 2) se um estudante foi vacinado, 3) se os estudantes incentivam os seus familiares/amigos/parentes a receber a dose de reforço da vacina contra a COVID-19, 4) se os estudantes acreditam que a dose de reforço da vacina contra a COVID-19 é segura, 5) se todos na sociedade mantiverem as medidas preventivas, a pandemia de COVID-19 pode ser erradicada sem vacinação e as empresas farmacêuticas desenvolveram vacinas seguras e eficazes contra a COVID-19.

Os resultados mostram que os estudantes do sexo masculino incluídos na amostra têm 15,44 vezes mais probabilidades de receber a dose de reforço contra a COVID-19 do que os do sexo feminino. Os vacinados têm menos 0,10 probabilidades de tomar a vacina porque a experiência anterior de vacinação tem um papel na aceitabilidade da vacina contra a COVID-19. Os estudantes que incentivam os seus familiares/amigos/parentes a tomar a vacina de reforço contra a COVID-19 têm mais 14,16 probabilidades de se vacinarem também. Os alunos que acreditam que a vacina de reforço contra a COVID-19 é segura têm 21,42 mais probabilidades de tomar a vacina do que aqueles que acreditam que não é segura. Além disso, a probabilidade de aqueles que têm a perceção de que, se todos na sociedade mantiverem as medidas preventivas, a pandemia de COVID-19 pode ser erradicada sem vacinação é 0,08 mais provável de receber a dose de reforço. Além disso, os estudantes de enfermagem que pensam que as empresas farmacêuticas desenvolveram vacinas seguras e eficazes contra a COVID-19 têm uma probabilidade 21,12 maior de receber a dose de reforço da vacina do que aqueles com opiniões opostas.

5.   2Conclusão

De acordo com os resultados do estudo, as opiniões dos estudantes de enfermagem de Valley View sobre a vacinação contra a COVID-19 e as doses de reforço nos níveis 200, 300 e 400 são, em geral, razoáveis. O que é alarmante é que uma elevada percentagem de estudantes de enfermagem acredita que a dose de reforço da vacina não é segura (31,8%), tem reacções adversas (63,6%) e que a vacina de reforço contra a COVID-19 não pode reduzir a propagação da COVID-19 (26,6%), e não incentivará a sua família, amigos e parentes a receber a dose de reforço (20,8%). Alguns não acreditam que possa reduzir a propagação da COVID-19 (26,6%), reduzir as complicações associadas à COVID-19 (33,1%) e não concordam com a combinação da dose de reforço (70,8%). Outros defendem que as medidas de prevenção, a pandemia de COVID-19 pode ser erradicada sem vacinação (83,8%), que apenas os indivíduos de alto risco, como os profissionais de saúde e os idosos com outras doenças, precisam de uma dose de reforço (39,6%), que os estudantes não precisam de uma dose de reforço (15,6%), a vacinação com uma dose de reforço contra a covid-19 não reduzirá a gravidade (23,4%), têm hesitação para uma dose de reforço (53,2%) e preferem a imunidade natural em vez de uma dose de reforço (68,8%). Apesar das respostas negativas ao reforço da vacina contra a Covid-19, a maioria dos estudantes de enfermagem respondeu a favor da dose de reforço.

Os resultados da regressão logística mostram que o género, ter recebido a vacina, encorajar a família/amigos/parentes a receber a vacina de reforço contra a COVID-19, acreditar que o reforço da vacina contra a COVID-19 é seguro, manter as medidas preventivas, a pandemia da COVID-19 pode ser erradicada sem vacinação e as empresas farmacêuticas desenvolveram vacinas seguras e eficazes contra a COVID-19 influenciam significativamente a vontade dos estudantes de enfermagem de receber a dose de reforço da COVID-19 ao valor alfa de 0,05.

5.3   Implicações do estudo para a enfermagem

Os estudantes universitários representam um grupo ativo com implicações importantes na transmissão do novo coronavírus. A elucidação dos seus conhecimentos, atitudes e percepções foi importante para personalizar o material de comunicação e outras actividades de informação.

Os estudantes são um bom alvo para programas educativos, uma vez que ainda estão no seu período de formação e são susceptíveis de modificar os seus hábitos. Com este pano de fundo, este estudo oferece uma oportunidade para avaliar as opiniões dos estudantes da Valley View University sobre os reforços contra a COVID-19 após a introdução das vacinas contra a COVID-19 no Gana.

**5.	4Limitações do estudo**

Apesar dos seus méritos, este estudo tem algumas limitações. Em primeiro lugar, foi enviada uma hiperligação para o questionário para a plataforma dos respectivos grupos de estudantes, e a resposta ao questionário foi da escolha dos estudantes. Em segundo lugar, o âmbito deste estudo é restritivo, porque a amostra se limita aos estudantes da Universidade de Valley View, Oyibi, Acra, pelo que é pouco provável que se conclua que os factores citados para a intenção de tomar a vacina/vacinação contra a COVID-19 ou não reflectem todos os estudantes universitários do Gana. Este estudo constitui, por conseguinte, a base para outros estudos.

**5.	5Recomendação**

A Universidade e o Departamento de Enfermagem devem colaborar estreitamente para alterar as percepções, a compreensão e as atitudes dos estudantes em relação às doses de reforço da COVID-19. Para promover a aceitação das vacinas de reforço nas pandemias actuais e futuras, seria necessário envidar mais esforços nos domínios da educação e das intervenções políticas.

REFERÊNCIA

Aaker, A., Kumar, V. D., & George, S. (2000). *Marketing Research.* New York: John Wiley and Son, Inc. Recuperado em 26 de janeiro de 2023, de https://docplayer.net/91238169-Aaker-a-kumar-v-d-george-s-2000-marketing-research-new-york-john-wiley-and-sons-inc.html

Abalkhail, M. S., Alzahrany, M. S., Alghamdi, K. A., Alsoliman, M. A., Almosned, B. S., Alzahrani, M. A., . . . Tharkar, S. (2017). Aceitação da vacinação contra a gripe, conscientização e suas barreiras associadas entre estudantes de medicina de um hospital universitário no centro da Arábia Saudita. *J Infect Public Health*, 644-648. doi:10.1016/j.jiph.2017.05.001

Abu-Raddad, L. J., Chemaitelly, H., & Butt, A. A. (2021). Eficácia da vacina BNT162b2 covid-19 contra o B.1.1.7 e B.1.351. *N. Engl. J. Med, 385*, 187-189. doi:10.1056/NEJMc2104974

Abu-Raddad, L. J., Chemaitelly, H., Yassine, H. M., Benslimane, F. M., Khatib, H. A., Tang, P., . . et al. (2021). Proteção da vacina Pfizer-BioNTech mRNA BNT162b2 Covid-19 contra variantes de preocupação após um versus. *J. Travel Med, 28*(7). doi:10.1093/jtm/taab083

Afriyie, D. K., Asare, G. A., Amponsah, S. K., & Godman, B. (2020). Pandemia de COVID-19 em países com poucos recursos: desafios, experiências e oportunidades no Gana. *J Infect Dev Ctries, 14*(8), 838. doi:10.3855/jidc.12909

Agrawal, U., Katikireddi, S. V., McCowan, C., Mulholland, R. H., Azcoaga-Lorenzo, A., Amele, S., . . et al. (2021). Admissões hospitalares e mortes por COVID-19 após as vacinações BNT162b2 e ChAdOx1 nCoV-19 em 2,57 milhões de pessoas na Escócia (EAVE II): Um estudo de coorte prospetivo. *Lancet Respir. Med*(9), 1439-1449. doi:10.1016/S2213-2600(21)00380-5

Aklil, M. B., & Temesgan, W. Z. (2022). Conhecimento e atitude em relação à vacinação COVID-19 e fatores associados entre estudantes universitários no noroeste da Etiópia, 2021. *Pesquisa em Serviços de Saúde e Epidemiologia Gerencial, 9*, 1-11. doi:10.1177/23333928221098903

Al Janabi, T., & Pino, M. (2022). Para impulsionar ou não impulsionar: Aceitabilidade de uma dose de reforço COVID-19 entre estudantes de medicina osteopática: Um estudo transversal de uma faculdade de medicina em Nova York. *Epidemiologia, 3*, 218-228. doi:10.3390/epidemiologia3020017

Al Omari, S., Mourad, R., Al Faraj, A., & Abed, M. (2022). Estudo transversal do conhecimento, perceção e atitude dos estudantes universitários do primeiro ano no Iraque em relação às vacinas SARS- CoV-2 Omicron variante e COVID-19. *BMJ Open*, 1-7. doi:10.1136/bmjopen-2022-064301

Albaqawez, H. M., Alquwez, N., Balay-odao, E., Bajet, J. B., Alabdulaziz, H., Alsolami, F., . . . Cruz, J. P. (2020). Percepções, conhecimentos e comportamentos preventivos dos estudantes de enfermagem em relação ao COVID-19: Um Estudo Multi-Universitário. *Front. Public Health, 8*(:573390), 1-9. doi:: 10.3389/fpubh.

Alhassan, R. K., Aberese-Ako, M., Doegah, P. T., Immurana, M., Dalaba, M. A., Manyeh, A. K., . . . Gyapong, M. (2021). Hesitação da vacina COVID-19 entre a população adulta em Gana: evidências de uma pesquisa de lançamento pré-vacinação. *Medicina Tropical e Saúde, 49*(96). doi:10.1186/s41182-021-00357-5

Al-Hazmi, A., Gosadi, I., Somily, A., Alsubaie, S., & Saeed, A. B. (2018). Conhecimento, atitude e prática de escolas secundárias e estudantes universitários em relação à epidemia da Síndrome Respiratória do Oriente Médio na Arábia Saudita: A cross-sectional study. Saudi *J Biol Sci, 25*(3), 572-577. doi:10.1016/j.sjbs.2016.01.032

Allen, M. (2017). *The sage encyclopedia of communication research methods.* housand Oaks, CA: SAGE Publications. doi:0.4135/9781483381411

Al-Mansour, K., Alyahya, s., AbuGazalah, f., & Alabdulkareem, K. (2021). Fatores que afetam a vacinação COVID-19 entre a população em geral na Arábia Saudita. *Healthcare, 9*(9), 1218. doi:10.3390/healthcare9091218

Al-Mugheed, K., Al-Rawajfah, O., Bani-Issa, W., & Rababa, M. (n.d.). Aceitação, atitudes e barreiras da dose de reforço da vacina entre estudantes de enfermagem: A multicounty survey. *30*(7), 3360-3367. doi:10.1111/jonm.13791

Alshurman, B. A., Khan, A. F., Mac, C., Majeed, M., & Butt, Z. A. (2021). Quais fatores demográficos, sociais e contextuais influenciam a intenção de usar as vacinas COVID-19: uma revisão de escopo. *Int. J. Environ. Res. Saúde Pública, 18*(17). doi:10.3390/ijerph18179342

Amo-Adjei, J., Nurzhynska, A., Essuman, R., & Lohiniva, A. (2022). Confiança e disposição para a adoção da vacina COVID-19: um estudo de método misto em Gana, 2021. *Arquivos de Saúde Pública, 64.* doi:10.1186/s13690-022-00827-0

Anderson, R. M., Vegvari, C., Truscott, J., & Collyer, B. S. (2020). Desafios na criação de imunidade coletiva à infeção por SARS-CoV-2 por vacinação em massa. *Lancet, 396*(10263), 1614-1616. doi:10.1016/S0140-6736(20)32318-7

Apuke, O. D. (2017). Métodos de pesquisa quantitativa: Uma abordagem sinóptica. *AJBMR*, 40-47. doi:10.12816/0040336

Arbel, R., Hammerman, A., Sergienko, R., Friger, M., Peretz, A., Netzer, D., & Yaron, S. (2021). Reforço da vacina BNT162b2 e mortalidade devido à Covid-19. *N. Engl. J. Med, 385*, 2413-2420. doi:10.1056/NEJMoa2115624

Arbel, R., Hammerman, A., Sergienko, R., Friger, M., Perez, A., Netzer, D., & Yaron, S. (2021). Reforço da vacina BNT162b2 e mortalidade devido à Covid-19. *N. Engl. J. Med, 385*, 2413-2420. doi:https://doi.org/10.1056/nejmoa2115624

Atmowardoyo, H. (2018). Métodos de pesquisa em estudos TEFL: Descritivo. Pesquisa, estudo de caso, análise de erros e P&D. *Journal of Language Teaching and Research, 9*(1), 197-204. doi:10.17507/jltr.0901.25

Attia, S., Mausbach, K., Klugar, M., Howaldt, H.-P., & Riad, A. (2022). Prevalência e motivadores da hesitação de reforço da vacina Covid-19 entre estudantes universitários e funcionários alemães. *Frente. Public. Health*, 1-17. doi:hdoi.org/10.3389/fpubh.2022.846861

Babicki, M., & Mastalerz-Migas, A. (2022). Atitudes dos poloneses em relação à dose de reforço da vacina COVID-19: uma pesquisa online na Polônia. *Vaccines, 10*(68), 1-11. doi:10.3390/vaccines10010068

Badu, S., Asiedu-Bekoe, F., Laryea, D. O., Ampofo, W. K., Phillips, R. O., Samba, A., . . . Kuma-Aboagye, P. (2021). Visão geral da preparação e resposta ao COVID-19 em Gana. *Ghana Med J*, 38-47. doi:0.4314/gmj.v55i2s.6

Baloch, S., Baloch, M. A., Zheng, T., & Pei, X. (2020). A pandemia da doença coronavírus 2019 (Covid-19). *Tohoku J Exp Med, 250*(4), 271-278. doi:10.1620/tjem.250.271

Barello, S., Nania, T., Dellafiore, F., Graffigna, G., & Caruso, R. (2020). Hesitação vacinal 'entre estudantes universitários na Itália durante a pandemia COVID-19. *Eur J Epidemio, 35*(8), 781-783. doi:10.1007/s10654-020-00670-z

Bar-On, Y. M., Goldberg, Y., Mandel, M., Bodenheimer, O., Freedman, L., Alroy-Preis, S., . . . Milo, R. (2021). Proteção contra COVID-19 por BNT162b2 Booster em todas as faixas etárias. *N. Engl. J. Med, 385*, 2421-2430. doi:10.1056?NEJMoa2115926

Bar-On, Y. M., Goldberg, Y., Mandel, M., Bodenheimer, O., Freedman, L., Kalkstein, N., . . . Milo, R. (2021). Proteção contra COVID-19 por BNT162b2 Booster contra Covid-19 em Isreal. *N. Engl. J. Med, 2421-2430*, 1393-1400. doi:10.1056/NEJMoa2114255

Bednarczyk, R. A., Chu, S. L., Sickler, H., Shaw, J., Nadeau, J. A., & McNutt, L.-A. (2015). Baixa aceitação da vacina contra a gripe entre estudantes universitários: Avaliação de preditores para além das preocupações com o custo e a segurança. *Vaccine, 33*(14), 1659-1663. doi:10.1016/j.vaccine.2015.02.033

Benotmane, I., Gautier, G., Perrin, P., Olagne, J., Cognard, N., Fafi-Kremer, S., & Caillard, S. (2021). Resposta de anticorpos após uma terceira dose da vacina mRNA-1273 SARS-CoV-2 em receptores de transplante renal com resposta sorológica mínima a 2 doses. *JAMA, 326*, 1063-1065. doi:10.1001/jama.2021.12339

Bhartiya, S., Kumar, n., Singh, T., Murugan, S., Rajavel, s., & Wadhwani, M. (2021). Conhecimento, atitude e prática em relação à aceitação da vacinação COVID-19 no oeste da Índia. *Int J Community Med Public Health, 8*, 1170-1176. doi: 10.18203 / 2394-6040.ijcmph20210481

Botwe, B. O., Antwi, W. K., Adusei, J. A., Mayeden, R. N., Akudjedu, T. N., & Sule, S. D. (2022). Preocupações com a hesitação da vacina COVID-19: Resultados de um inquérito à força de trabalho de radiografia clínica do Gana. *Radiografia (Londres), 28*(2), 537-544. doi:10.1016/j.radi.2021.09.015

Burckhardt, R., Dennehy, J. J., Poon, L. L., Saif, L. J., & Enquist, L. W. (2022). Os reforços de vacina COVID-19 são necessários? A ciência por trás dos boosters. *Jornal de Virologia, 96*(3). doi:10.1128/jvi.01973-21

Burki, T. (2021). Vacinas de reforço para COVID-19 - o debate continua. *Lancet Infect Dis, 21*(10), 1356-60. doi:10.1016/s1473-3099(21)00574-0

Callaway, E. (2021). Reforços da vacina COVID: As questões mais importantes. *Nature, 596*, 178-180. doi:10.1038/d41586-021-02158-6

Carmines, E. G., & Zeller, R. A. (1979). *Reliability and Validity Assessment.* Newbury Park, CA: SAGE. doi:https://doi.org/10.4135/9781412985642

CDC. (2021). *Tiros de reforço da vacina COVID-19.* Recuperado em 06 de agosto de 2022, de https://www.cdc.gov/coronavirus/2019-ncov/vaccines/booster-shot.html

Černelič-Bizjak, M., & Dolenc, P. (2022). Relação entre as atitudes dos estudantes de enfermagem em relação à profissão de enfermagem e a satisfação com a aprendizagem online durante o bloqueio do COVID-19. *PloS One, 17*(11). doi:10.1371/journal.pone.0277198

Chan, E. Y., Cheng, C. K., Tam, G. C., Huang, Z., & Lee, p. Y. (2015). Disposição para a futura adoção da vacina contra a gripe A / H7N9: um estudo transversal da comunidade de Hong Kong. *Vaccine, 33*(38), 4737-4740. doi:https://doi.org/10.1016/j.vaccine.2015.07.046

Chemaitelly, H., Tang, P., Hasan, M. R., lMukdad, S., Yassine, H. M., Benslimane, F. M., . . et al. (2021). Diminuição da proteção da vacina BNT162b2 contra a infeção por SARS-CoV-2 no Catar. *N. Engl. J. Med, 385*(e83). doi:10.1056/NEJMoa214114

Chenchula, S., Karunakaran, P., Sharma, S., & Chavan, M. (2022). Evidências atuais sobre a eficácia da vacinação com dose de reforço COVID-19 contra a variante Omicron: Uma revisão sistemática. *Med Virol*, 2969-2976. doi:10.1002/jmv.27697

Cronbach, L. J. (1951). Coefficient alpha and the internal structure of tests. *Psychometrika, 16*, 297-334. Recuperado em 26 de janeiro de 2023, de http://cda.psych.uiuc.edu/psychometrika_johnson/CronbachPaper%20(1).pdf

Dereje, N., Tesfaye, A., Tamene, b., Alemeshet, D., Haymanot, A., Tesfa, N., . . . Lakew, Y. (2021). COVID-19 Hesitação vacinal em Addis Abeba, Etiópia: Um estudo de métodos mistos. *MedRiv.* doi:10.1101/2021.02.25.21252443

Dunn, M., Sheeham, M., Horsern, J., Turnham, H. L., & Wilknson, D. (2020). O seu país precisa de si': a ética da atribuição de pessoal a funções clínicas de alto risco na gestão de doentes com COVID-19. *J Med Ethics, 46*(7), 2020436-440. doi: 10.1136/medethics-2020-106284

Esakandari, H., Nabi-Afjadi, M., Fakkari-Afjadi, J., Farahmandian, N., Miresmaeili, S. M., & Bahreini, E. (2020). Uma revisão abrangente das -características do COVID19-. *Biol Proc Online, 22* (19), 1-10. doi: 10.1186 / s12575-020-00128-2

Centro Europeu de Prevenção e Controlo das Doenças. (2020). *Primeira vacina contra a COVID-19 autorizada para utilização na União Europeia.* UE. Obtido em 11 11, 2022, de https://www.ecdc.europa.eu/en/news-events/first-covid-19-vaccine-authorised-use-european-union

Eyisi, D. (2016). A Utilidade de Abordagens e Métodos Qualitativos e Quantitativos na Investigação da Capacidade de Resolução de Problemas no Currículo do Ensino das Ciências. *Revista de Educação e Prática, 17*(15), 91-100. Recuperado em 20 de janeiro de 2023, de https://files.eric.ed.gov/fulltext/EJ1103224.pdf

Faasee, K., & Newby, J. (2020). Percepções públicas de COVID-19 na Austrália: Risco percebido, conhecimento, comportamentos de proteção à saúde e intenções de vacina. *Front Psychol, 11*, 1-11. doi: 10.3389 / fpsyg.2020.551004

Field, A. P. (2005). *Discovering Statistics Using SPSS*. Sage Publications Inc.

Finfgeld-Connett, D. (2010). Generalizability and transferability of meta-synthesis research findings. *J Adv Nurs, 66*, 246-254. doi:10.1111/j.1365-2648.2009.05250.x

Fraenkel, F. J., & Warren, N. E. (2005). *How to Design and Evaluate Research in Education*. Nova Iorque: McGraw-Hill. Recuperado em 12 de dezembro de 2022, de https://books.google.com.gh/books?id=EKziwgEACAAJ&dq=Fraenkel+FJ,+Warren+NE.+How+to+Design+and+Evaluate+Research+in+Education.+4th+ed.+New+York:+McGraw-+Hill;+2002&hl=en&sa=X&ved=2ahUKEwj2xeKXj-X8AhUQ_7sIHXryDk04ChDoAXoECAUQAg

Gaire, A., Panthee, B., Basyal, D., Paudel, A., & Panthee, S. (2022). Aceitação da vacina COVID-19: Um estudo de caso do Nepal. *Covid*, 1014-1025. doi:10.3390/covid2080075

Gan, l., Checn, Y., Hu, P., Wu, D., Zhu, Y., Tan, J., . . . Zhang, D. (2021). Vontade de receber a vacinação SARS-CoV-2 e fatores associados entre adultos chineses: A Cross Sectional Survey. *Int J Environ Res Public Health*, 1-12. doi:10.3390/ijerph18041993

George, D., & Mallery, P. (2003). *SPSS for Windows passo a passo: A simple guide and reference 11.0 update* (4th ed.). Boston, MA: Allyn & Bacon.

Serviço de Saúde do Gana . (2022, 08 27). *Covid-19: Actualizações de gestão de resposta a surtos do Ghna*. Obtido do Serviço de Saúde do Gana: https://www.ghs.gov.gh/covid19/

Ghauri, P., & Gronhaug, K. (2005). *Métodos de Investigação em Estudos Empresariais*. Harlow: FT/Prentice Hall.

Glowacki, L. (2020, 26 de outubro). *CBC*. Recuperado em 07 05, 2022, de Os casos COVID-19 estão aumentando entre os jovens, e os adultos mais velhos podem ser os próximos.: https://www.cbc.ca/news/canada/ottawa/second-wave-ottawa-demographics-1.5775094

Grech, V., & Gauci, C. (2020). RETIRADA: Hesitação vacinal nas Faculdades de Ciências da Saúde, Odontologia e Medicina da Universidade de Malta em relação à gripe e à nova vacinação COVID-19. *Early Hum Dev.* doi: 10.1016 / j.earlhumdev.2020.105258

Green, P., Tull, D. S., & Albaum , G. (1988). *Research for Marketing Decisions* (5ª ed.). New Jersey: Prentice Hall. doi:10.1177/002194366700400212

Gruzd, A., & Mai, P. (2020). Tornando-se viral: como um único tweet gerou uma teoria da conspiração COVID-19 no Twitter. *Big Data & Society.* doi:10.1177/2053951720938405

Holder, J. (2022, 8 20). *8 março, 2021). Acompanhamento das vacinações contra o coronavírus em todo o mundo.* Recuperado de https://www.nytimes.com/interactive/2021/world/covid-vaccinations-tracker.html

Huck, S. W. (2007). *Reading Statistics and Research.* Estados Unidos da América: Allyn & Bacon.

Hulley, S. B., Cummings, S. R., Browner, W. S., Grady, D. G., & Newman, T. B. (2007). *Designing Clinical Research.* Philadelphia: Lippincott, Williams & Wilkins.

Huntington-Klein, N. (2021). *O Efeito: An Introduction to Research Design and Causality* (1ª ed.). New York: Chapman and Hall/CRC. doi:https://doi.org/10.1201/9781003226055

Em resumo. (2021). Terceira dose de vacinas COVID-19 baseadas em mRNA para pessoas imunocomprometidas. Med *Lett Drugs Ther*, 145-146.

Intawong, K., Chariyalertsak, S., Chalom, K., Wonghirundecha, T., Kowatcharakul, W., Ayood, P., . . . Chotirosniramit, N. (2023). Redução da gravidade e mortalidade em pacientes com COVID-19 devido a vacinas heterólogas de terceira e quarta doses durante os períodos de predominância delta e omicron na Tailândia. *Int J Infect Dis.* doi: 10.1016 / j.ijid.2022.11.006

Islamia, J. M. (2017). Research desi. Investigação em Ciências Sociais. *Perspectivas Interdisciplinares*, 68-84. Recuperado em 05 de janeiro de 2023, de file:///E:/Documents/dosen/buku Metodologi/[John_W._Creswell]_Research_Design_Qualitative,_Q(Bookos. org).pdf

Jairoun, A. A., Al-Hemyari, S. S., El-Dahiyat, F., Jairoun, M., Shahwan, M., Al Ani, M., . . . Ud-Din, B. (2022). Avaliação do conhecimento público, atitudes e determinantes da aceitação da terceira dose de reforço da vacina COVID-19: cenário atual e perspectivas futuras. *J of Pharm Policy and Pract.* doi:doi.org/10.1186/s40545-022-00422-2

Jegede, A. S. (2007). What led to the Nigerian boycott of the polio vaccination campaign? *PLoS Medicine, 4*(3). doi:10.1371/journal.pmed.0040073

Jennings, W., Stoker, G., Bunting, H., Valgarosson, V. O., Gaskell, J., Devine , D., . . . Mills, M. C. (2021). Falta de confiança, crenças de conspiração e uso de mídia social predizem a hesitação da vacina COVID-19. *Vacinas, 9* (6), 593. doi: 10.3390 / vacinas9060593

Johnson, T. P., & Wislar, J. S. (2012). Taxas de resposta e erros de não resposta em inquéritos. *JAMA, 307*(17), 1805-6. doi:10.1186/s13104-021-05840-0

Kamar, N., Abravanel, F., Marion, O., Couat, C., Izopet, J., & Del Bello, A. (2021). Três doses de uma vacina de mRNA covid-19 em receptores de transplante de órgãos sólidos. *N. Engl. J. Med., 385*, 661-662. doi: 10.1056 / NEMc2108861

Kanyanda, S., Markhof, Y., Wollbury, P., & Zezza, A. (2021). Kanyanda, S., Markhof, Y., Wollburg, P., & Zezza, A. (2021). Aceitação das vacinas COVID-19 na África Subsaariana: evidências de seis pesquisas telefônicas nacionais. *BMJ aberto, 11*(12).

KASSA, A. M., Mekonen, A. m., Yesuf, K. A., Woday Tadesse, A., & Bogale, G. G. (2020). Nível de conhecimento e factores que influenciam a prevenção da pandemia de COVID-19 entre os residentes das administrações das cidades de Dessie e Kombolcha, Nordeste da Etiópia: Um estudo transversal de base populacional. *BMJ Open, 10*(11), 1-9.

Kenu, E., Frimpong, J. A., & Koram, K. A. (2020). Respondendo à pandemia COVID-19 em Gana. *Jornal Médico do Gana, 54*(2), 72-73. doi:10.4314/gmj.v54i2.1

Klompas, M., Baker, M. A., & Rhee, C. (2020). Transmissão aérea de SARS-CoV-2: considerações teóricas e evidências disponíveis. *JAMA, 324* (5), 441-442. doi: 10.1001 / jama.2020.12458

Kreps, S., Prasad, S., Brownstein, J. S., Hswen, Y., Garibaldi, B. T., Zhang, B., & Kriner, D. L. (2020). Fatores associados à probabilidade de adultos norte-americanos aceitarem a vacinação COVID-19. *JAMA Netw.Open.* doi:10.1001/jamanetworkopen.2020.25594

Lai, X., Zhu, H., Wang, J., Huang, Y., Jing, R., Lyu, Y., . . . Fang, H. (2021). Percepções públicas e aceitação da vacinação de reforço COVID-19 na China: Um estudo transversal. *vacinas*, 1-17. doi: 0.3390 / vacinas9121461

Lau, L. L., Hung, N., Go, D. J., Ferma, J., Choi, M., Dodd, W., & Wei, X. (2020). Conhecimentos, atitudes e práticas do COVID-19 entre famílias com baixos rendimentos nas Filipinas: A cross-sectional study. *J Global Health, 10*(1), 011007.

Lauer, S. A., Grantz, K. H., Bi, Q., Jones, F. K., Zheng, Q., Meredith, H. R., . . . Lessler, J. (2020). . O período de incubação da doença coronavírus 2019 (COVID-19) de casos confirmados relatados publicamente: estimativa e aplicação. *Ann Intern Med, 172*(9), 577-582.

Lazarus, J. V., Ratzan, S. C., Palayew, A., Gostin, L. O., Larson, H. J., Rabin, K., . . . El-Mohande, A. (2021). Uma pesquisa global sobre a aceitação potencial de uma vacina COVID-19. *Nature, 27*(2), 225-228.

Lee, R. C., Hu, H., Kawaguchi, E. S., Kim, A. E., Soto, D. W., Shanker, K., . . . Unger, J. B. (2022). Atitudes e comportamentos da vacina de reforço COVID-19 entre estudantes universitários e funcionários nos Estados Unidos: A iniciativa de investigação da pandemia de Troia da USC. *Elsevier*, 1-4. doi:10.1016/j.pmedr.2022.101866

Levin, E. G., Lustig, Y., Cohen, C., Fluss, R., Indenbaum, V., Amit, S., . . et al. (2021). Diminuição da resposta imune humoral à vacina BNT162b2 covid-19 ao longo de 6 meses. *N. Engl. J. Med, 385*(19), 1804-1816. doi:10.1056/NEJMao2114114

Lin, L., Jung, M., McCloud, R. F., & Viswanath, K. (2014). . Media use and communication inequalities in a public health emergency: a case study of 2009-2010 pandemic influenza A virus subtype H1N1. *Public Health Rep, 29*(6 suppl4), 49-60.

Lopez, B. J., Andrews, N., Gower, C., Gallagher, E., Simmons, R., Thelwall, s., . . et al. (2021). Eficácia das vacinas Covid-19 contra a variante B.1.617.2 (delta). *N. Engl. J. Med, 385*, 585-594. doi:10.1056/NEJMoa2108891

Lotfi, M., Hamblin, M. R., & Rezaei, N. (2020). COVID19-: transmissão, prevenção e potenciais oportunidades terapêuticas. *Clinica chimica ata Int J Clin Chem, 508*, 254266.

MacDonald, N. E., Eskola, J., Liang, X., Chaudhuri, M., Dube, E., & Gellin, B. (2015). Hesitação vacinal: definição, escopo e determinantes. *Vaccine, 33*, 4161-4164.

Mahman, M. M., Chisty, M. A., Alam, A., Sakib, M. S., Quader, M. A., Shobuj, M. A., . . . Rahman, F. (2022). Conhecimento, atitude e hesitação em relação à vacina COVID-19 entre estudantes universitários de Bangladesh. *PLoS ONE, 17*(6), e0270684. doi:10.1371/journal.pone.0270684

Malande, O. O., Musyoki, M. M., Meyer, J. C., Godman, B. B., & Masika, J. (2021). Compreendendo a fisiopatologia do COVID-19: uma revisão dos conceitos emergentes. *EC Paediatr, 10*(4), 22-30.

Mant, M., Aslemand, A., Prine, A., & Holland, A. J. (2021). Perspectivas dos estudantes universitários, aceitação planejada e hesitação em relação à vacina COVID-19: Um estudo multi-métodos. *PLOS ONE*. doi: 10.1371 / journal.pone.0255447

Marti, M., de Cola, M., MacDonald, N. E., Dumolard, L., & Duclos, P. (2017). Avaliações dos fatores globais de hesitação da vacina em 2014: Olhando além das preocupações com a segurança. *PLoS One, 12*(3). doi:10.1371/journal.pone.0172310

Mercadante, A. R., & Law, A. V. (2021). Eles vão ou não vão? Examinando a intenção de vacina dos pacientes para gripe e COVID-19 usando o modelo de crença em saúde. *Res Social Adm Pharm, 17* (9), 1596-1605. doi: 10.1016 / j.sapharm.2020.12.012

Middleton, N., Tsioutis, C., Kolokotroni, O., Heraclides, A., Nobelos, P. T., Mamais, I., . . . Dietis, N. (2021). Conhecimento, percepções e atitudes dos estudantes universitários em relação ao COVID-19, Chipre. *Jornal Europeu de Saúde Pública*. doi:10.1093/eurpub/ckab164.535

Moeed, A., Najeeb, H., Saleem, A., Asghar, M. S., Rafi, H. M., Khattak, A. K., . . . Seboka, B. T. (2022). Vontade e perceção em relação à dose de reforço da vacina COVID-19 na população vacinada do Paquistão: A Cross-Sectional Survey. *Front. Saúde Pública, 10*(911518), 1-11. doi:10.3389/fpubh.2022.911518

Moghadas, S. M., Vilches, T. N., Zhang, K., WElls, C. R., Shoukat, A., Singer, B. H., . . et al. (2021). O impacto da vacinação na doença de Coronavirus 2019 (COVID-19) surtos nos Estados Unidos. *Clin. Infect. Dis*(73), 2257-2264.

Moser, C. A., & Kalton, G. (1989). *Survey methods in social investigation*. Aldershot: Gower.

Moskova, M., Zasheva, A., Kunchev, M., Popivanov, I., Dimov, D., Vaseva, V., . . . Baymakova. (2022). Atitudes dos alunos em relação à vacinação COVID-19: Um Estudo Inter-Universitário da Bulgária. *nt. J. Environ. Res. Public Health*(19), 9779. doi:https://doi.org/10.3390/ijerph19169779

O'Driscoll, M., Dos Santos, G. R., Wang, L., Cummings, D. A., Azman, A. S., Paireau, J., . . . Salje, H. (2021). Mortalidade específica por idade e padrões de imunidade do SARS-CoV-2. *Nature, 590*(7844), 140-145. doi:10.1038/s41586-020-2918-0

Ogunleye, O. O., Basu, D., Mueller, D., & et al. (n.d.).

Okmi, E. A., Almohammadi, e., Alaamri, O., Alfawaz, R., Alomari, N., Alnughaymishi, M. A., . . . Moafa, N. J. (2022). Determinantes da aceitação da vacina COVID-19 entre a população adulta geral na Arábia Saudita com base no modelo de crença em saúde: A Web-Based Cross-Sectional Study. *Cureus, 23*(14(8)), e28326. doi:10.7759/cureus.28326

Oliver, S. (2021). Atualizações para a estrutura de evidências para recomendação: Doses de reforço da vacina Pfizer-BioNTech e Moderna COVID-19. *Em Proceedings of the ACIP Meeting.* NJ, EUA: New Brunswick.

Omair, A. (2015). eleger o desenho de estudo apropriado para a sua investigação: Desenhando estudos descritivos. *Jornal de Especialidades de Saúde, 3*(3), 153. doi:10.4103/1658-600X.159892

Osterholm, M. T., Kelley, N. S., Sommer, A., & Belongia, E. A. (2012). Eficácia e eficácia das vacinas contra a gripe: uma revisão sistemática e meta-análise. *The Lancet infectious diseases, 12*(1), 36-44.

Pal, S., Shekhar, R., Kottewar, S., Upadhyay, S., Singh, M., Pathak, D., . . . Sheikh, A. B. (2021). Hesitação da vacina COVID-19 e atitude em relação às doses de reforço entre os profissionais de saúde dos EUA. *Vacinas, 9 (11)* (1358). doi: 10.20944 / pré-impressões202202.0333.v1

Pasquale, S., Gregorio, G., Caterina, A., Francesco, C., Beatrice, P., Vincenzo, P., & Caterina, P. (2021). P. COVID-19 em países de baixa e média renda (LMICs): Uma revisão narrativa da prevenção à estratégia de vacinação. *Vaccines, 9*(12), 1477. doi: 10.3390/vaccines9121477

Payne, R. P., Longest, S., Austin, J. A., Skelly, D. T., Dejnirattisai, W., Adele, S., . . et al. (2021). Imunogenicidade de intervalos de dosagem padrão e estendidos da vacina de mRNA BNT162b2. *Célula* (184), 5699-5714. doi: 10.1016 / j.cell.2021.10.011

Poehling, K. A., Blocker, J., Ip, E. H., Peters, T. R., & Wolfson, M. (2012). Cobertura de vacinação contra a gripe sazonal de 2009-2010 entre estudantes universitários de 8 universidades na Carolina do Norte. *J Am Coll Health, 60*, 541-547.

Pogue, K., Jensen, J. L., Stancil, C. K., Ferguson, D. G., Hughes, S. J., Mello, E. J., . . . Poole, B. D. (2020). Influências nas atitudes em relação à potencial vacinação COVID-19 nos Estados Unidos. *Vaccines (Basileia), 3*(8(4):582). doi:10.3390/vaccines8040582

Polit, D. F., & Beck, C. T. (2008). *Investigação em Enfermagem: Generating and Assessing Evidence for Nursing Practice (Geração e Avaliação de Evidências para a Prática de Enfermagem)*. Philadelphia: Wolters Kluwer Health/Lippincott Williams & Wilkins. Obtido em 12 de dezembro de 2022, de https://books.google.com.gh/books?id=Ej3wstotgkQC&printsec=frontcover& dq=Polit+DF,+Beck+CT.+Generating+and+Assessing+Evidence+for+Nursin g+Practice.+8th+ed.+Williams+and+Wilkins:+Lippincott%3B+2008&hl=en &sa=X&redir_esc=y#v=onepage&q&f=false

Puri, N., & Coomes, E. A. (2020). Mídias sociais e hesitação vacinal: novas atualizações para a era do COVID-19 e doenças infecciosas globalizadas. *Vacinas humanas e imunoterapêuticas, 16*(11). doi:10.1080/21645515.2020.1780846

Qin, C., Wang, R., Tao, L., Liu, M., & Liu, J. (2022). Associação entre a perceção de risco e a aceitação de uma dose de reforço da vacina COVID-19 para crianças entre cuidadores de crianças na China. *Frontiers*. doi:10.3389/fpubh.2022.834572

Rahman, M. M., Christy, M. A., Alam, M. A., Sakib, M. S., Quader, M. A., Shobuj, I. A., . . . Rahman, F. (2022). Conhecimento, atitude e hesitação em relação à vacina COVID-19 entre estudantes universitários de Bangladesh. *PlosOne*. doi:https://doi.org/10.1371/journal.pone.0270684

Raja, M., & Priya, L. G. (2021). Uma análise do uso da realidade virtual por meio de uma análise de pesquisa descritiva sobre as experiências dos alunos da escola: Um estudo da Índia. *1Revista Internacional de Educação Especial na Primeira Infância, 13*(2), 990-1005. doi:10.9756/INT-JECSE/V13I2.211142

Reiter, P. L., Pennell, M. L., & kATZ, m. L. (2020). Aceitabilidade de uma vacina COVID-19 entre adultos nos Estados Unidos: Quantas pessoas seriam vacinadas? *Vaccine, 38*(42), 6500-6507.

República do Gana. (2020). *Directrizes provisórias de tratamento padrão para o romance C*. Ministério da Saúde. Recuperado em 31 de maio de 2023, de https://www.moh.gov.gh/wp-content/uploads/2016/02/COVID-19-STG-JUNE-2020-1.pdf

Roesch, F., Nerb, J., & Riess, W. (2015). Promoção da capacidade de resolução de problemas experimentais em alunos do sexto ano através do ensino de ecologia orientado para os problemas: Conclusões de um estudo de intervenção num domínio complexo. *International Journal of Science Education, 37*(4), 1-22. doi:10.1080/09500693.2014.1000427

Rosenberg, E., Holtgrave, D., Dorabawila, V., Conroy, M., Greene, D., Lutterloh, E., . . et al. (2021). Novos casos e hospitalizações COVID-19 entre adultos, por status de vacinação - Nova York. *Morb. Mortal. Wkly. Rep, 70*, 1306-1311.

Rosental, H., & Shmueli, L. (2021). Integrando Teorias de Comportamento em Saúde para prever a aceitação das Vacinas Covid-19: diferenças entre estudantes de medicina e estudantes de enfermagem. *Vaccines, 9*(7), 789. doi:10.3390/vaccines9070783

Rubin, R. (2021). OVID-19 Vacinas vs variantes que determinam quanta imunidade é suficiente. *JAMA, 325*(13). doi:10.1001/jama.2021.3370

Ryalat, S., Alduraidi, H., Al-Ryalat, S. A., Alzu'bi, M., Alzyoud, M., Odeh, N., & Alrawabdeh, J. (2022). Atitudes em relação às vacinas de reforço COVID-19, preferências de vacinas, imunização infantil e questões recentes na vacinação entre estudantes universitários na Jordânia. *Vaccines, 10*(1258), 1-10. doi:https://doi.org/10.3390/vaccines10081258

Ryan, K. A., Filipp, S. L., Gurka, M. J., Zirulnik, A., & Thompson, L. (2019). Compreender as perspectivas e a hesitação da vacina contra a gripe em estudantes universitários para promover o aumento da absorção da vacina. *Helivon, 5*(10). doi:Ryan KA, Filipp SL, Gurka MJ, Zirulnik A, Thompson L. Compreendendo as perspectivas da vacina contra a gripe e a hesitação em estudantes universitários para promover o aumento da absorção da vacina. Helivon. 2019;5: e02604. pmid:31667418

Sajith, V., Sachin, N., Omar, A., Abdulaziz, A. A., Haya, A., Areej, J. A., . . . Sukumaran, A. (2022). Perceção da vacina de dose de reforço COVID-19 entre os profissionais de saúde na Índia e na Arábia Saudita. *Int J Environ Res Public Healt, 19*(15). doi:10.3390/ijerph19158942

Sandler, K., Srivastava, T., Fawole, O. A., Fasano, C., & Feemster, K. A. (2018). Compreender o conhecimento, as atitudes e a tomada de decisões sobre vacinas por meio de entrevistas com estudantes universitários. *J Am Coll Health, 68*(6), 593-602. doi: 10.1080/07448481.2019.1583660

Sarpong, A. O. (2022, 24 de agosto). *Gana: Importância da vacinação completa contra COVID-19*. Recuperado de Ghanaian Times: https://allafrica.com/stories/202207250233.html

Schmid, P., Rauber, D., Betsch, C., Lidolt, G., & Denker, M.-L. (2017). Barreiras à intenção e ao comportamento da vacinação contra a gripe - uma revisão sistemática da hesitação da vacina contra a gripe, 2005-2016. *PLoS One, 12*(1). doi:10.1371/journal.pone.0170550

Seanehia, J., Trebichi, C., Holmberg, C., Muller-Nordhorn, J., Casin, V., Raude, J., & Mueller, J. E. (2017). Quantificar as preferências da população em torno da vacinação contra doenças graves, mas raras: Uma análise conjunta entre estudantes universitários franceses, 2016. *Vacina*, 2676-2684. doi:10.1016/j.vaccine.2017.03.086

Sekran, U., & Bougie, R. (2011). *Métodos de investigação para empresas: A Skill Building Approach* (5ª ed.). Nova Deli: John Wiley & Sons Ltd.

Sfah, I., Ogunleye, O., Essah, D., & et al. (2021). Avaliação pid da potencial escassez e dos aumentos de preços dos medicamentos e equipamentos de proteção sugeridos para a COVID-19 nos países em desenvolvimento, com especial incidência em África, e respectivas implicações. *Front Pharmacol, 11*. doi: 10.3389/fphar.2020.588106

Siedlecki, S. L. (2020). Compreendendo os projetos e métodos de pesquisa descritiva. *Clin Nurse Spec*, 8-12. doi:10.1097/NUR.0000000000000493

Sileyew, J. K. (2019). Design e Metodologia da Investigação. 1-12. doi:http://dx.doi.org/10.5772/intechopen.85731

Singh, J. P., Sewda, A., & Shiv, D. G. (2020). Avaliando o conhecimento, a atitude e as práticas dos alunos em relação à pandemia de Covid-19. *Journal of Health management, 22*(2), 281-290. doi:10.1177/0972063420935669

Stuart, A. S., Shaw, R. H., Liu, X., Greenland, M., Aley, P. K., Andrews, N. J., & et al.,. (2022). Imunogenicidade, segurança e reatogenicidade da vacinação primária heteróloga COVID-19 incorporando vacinas de mRNA, vetor viral e proteína-adjuvante no Reino Unido (Com-COV2): um ensaio simples-cego, randomizado, de fase 2, de não inferioridade. *The Lancet, 399*(10319), 36-49. doi:10.1016/S0140-6736(21)02718-5

Su, Z., Wen, J., McDonnell, D., Goh, E., Li, X., Segalo, S., . . . Xiang, Y.-T. (2021). As vacinas ainda não são uma bala de prata: O imperativo da comunicação contínua sobre a importância das medidas de segurança COVID-19. *Cérebro, Comportamento e Imunidade - Saúde, 12*(100204). doi:https://doi.org/10.1016/j.bbih.2021.100204

Sugawara, N., Yasui-Furukori, A., & Shimoda, K. (2021). Atitudes dos estudantes de medicina em relação à vacinação COVID-19: Quem está disposto a receber uma terceira dose da vacina? *Vaccines, 9*(11), 1477. doi:10.3390/vaccines9111295

Sun, Y., Wang, D., Han, Z., Gao, J., Zhu, S., & Zhang, H. (2020). Conhecimento de prevenção de doenças, ansiedade e identidade profissional durante a pandemia de COVID-19 em estudantes de enfermagem em Zhengzhou, China . *J Korean Acad Nurs, 50*(4), 533-540. doi:10.4040/jkan.20125

Swan, D. A., Bracis, C., Janes, H., Moore, M., Mtrajt, L., Reeves, D., . . et al. (2021). As vacinas COVID-19 que reduzem os sintomas, mas não bloqueiam a infeção, precisam de maior cobertura e implantação mais rápida para atingir o impacto na população. *Sci. Rep, 11*(15531). doi:10.1038/s41598-021-94719-y

Tavakoi, M., & Dennick, R. (2011). Making sense of Cronbach's alpha. *Int J Med Educ, 2*, 53-55. doi:10.5116%2Fijme.4dfb.8dfd

Agência de Segurança Sanitária do Reino Unido. (2022). *Variantes do SARS-CoV-2 que suscitam preocupação e variantes sob investigação em Inglaterra.* Londres, Reino Unido: Agência de Segurança da Saúde do Reino Unido.

van Doremalen, N., Bushmaker, T., Morris, D. H., Holbrook, M. G., Gamble, A., Williamson, B. N., . . . Munster, V. J. (2020). Estabilidade de aerossol e superfície do SARS-CoV-2 em comparação com o SARS-CoV-1. *N Engl J Med, 382*(16), 1564-1567.

Wang, J., Li, C., Zou, S., Chen, H., Xiang, J., Hu, Y., . . . Tan, Y. (2020). Avaliação psicométrica das necessidades percebidas de aprendizagem de enfermeiros estudantes de graduação em enfermagem em desastres: Dois estudos transversais. *Enfermeira Educ Hoje, 84*(104208). doi: 10.1016/j.nedt.2019.104208

Waterman, A. S. (2013). A divisão psicologia humanista-psicologia positiva: Contrastes em fundamentos filosóficos. *Am Psychol, 68*, 124-133. doi:10.1037/a0032168

OMS. (2020, 03 11). *Discurso de abertura do Diretor-Geral no briefing para a mídia sobre COVID-19.* Recuperado em 06 de agosto de 2022, de https://www.who.int/diretor-general/speeches/detail/who-diretor-general-s-opening-remarks-at-the-media-briefing-on covid-19

OMS. (2022, 27 de agosto). *Ghana.* Recuperado em 12 de setembro de 2022, da Organização Mundial da Saúde: https://covid19.who.int/region/afro/country/gh

OMS. (2023). *Conselhos para o público: Doença do coronavírus (COVID-19).* Organização Mundial da Saúde das Nações Unidas. Recuperado em 31 de maio de 2023, de https://www.who.int/emergencies/diseases/novel-coronavirus-2019/advice-for-public

wikipedia. (2022, 11 de novembro). *Universidade de Valley View (VVU).* Recuperado de https://en.wikipedia.org/wiki/Valley_View_University: https://en.wikipedia.org/wiki/Valley_View_University

Wilson, J. (2010). *Essentials of business research: a guide to doing your research project.* Publicação Sage.

Wolter, N., Jassat, W., Walaza, S., & et al. (2021). Avaliação precoce da gravidade clínica da variante omicron do SARS-CoV-2. *MedRxiv.* doi:10.1101/2021.12.21.21268116

Associação Médica Mundial. (2012). Declaração de Helsínquia da Associação Médica Mundial: Princípios éticos para a investigação médica envolvendo seres humanos. *JAMA, 310*(20), 2191-2194. doi:10.1001/jama.2013.281053

Yamane, T. (1967). *Statistics, An Introductory Analysis* (2ª ed.). Nova Iorque: Harper and Row.

Yoshida, m., Kobashi, Y., Kawamura, T., Shimazu, Y., Nishikawa, y., Omata, F., . . et al. (2022). Fatores associados à hesitação do reforço da vacina COVID-19: Um estudo de coorte retrospetivo, pesquisa da comunidade de vacinação de fukushima. *Vaccines, 515*. doi:10.3390/vaccines10040515

Yupari-Azabche, I. L., Díaz-Ortega, J. L., Bardales-Aguirre, L. B., Barros-Sevillano, S., & Paredes-Díaz, S. E. (2022). Fatores associados à aceitação das vacinas COVID-19 em cidadãos do norte do Peru: Estudo transversal. *Dovepress*, 1705-1715. doi:doi.org/10.2147/RMHP.S374385

Zhong, B. L., Luo, W., Li, H. M., Zhang, Q. Q., Liu, X. G., Li, W. T., & Li, Y. (2020). Conhecimentos, atitudes e práticas em relação ao COVID-19 entre os residentes chineses durante o período de rápido aumento do surto de COVID-19: um rápido inquérito transversal online. *Int J Biol Sci, 16*(10), 1745-1752. doi:10.7150/ijbs.45221

APÊNDICE

Opinião dos estudantes da Universidade de Valley View sobre o reforço da vacina contra a Covid-19

O meu nome é Ernestine Esinam Goka, estudante da Universidade de Valley View que está a frequentar um programa de Licenciatura em Enfermagem Geral. Esta investigação irá analisar as opiniões sobre o reforço da vacina contra a COVID-19 entre os estudantes de enfermagem da Universidade de Valley View de Oyibi, na Grande Acra. Convido-vos cordialmente a participar nesta investigação.

Formulário de consentimento informado

- Fui devidamente informado (ou li e compreendi) sobre o objetivo, os procedimentos, os riscos potenciais e os benefícios deste estudo. - Tive a oportunidade de colocar questões sobre o mesmo. Todas as questões que coloquei foram-me respondidas de forma satisfatória. - Sei que posso recusar-me a participar no estudo sem perda de qualquer benefício a que teria direito de outra forma. - Compreendo que, se concordar em participar, posso retirar o meu consentimento em qualquer altura sem qualquer problema. - Compreendo que todas as informações recolhidas serão tratadas de forma confidencial. - Concordo livremente em participar no estudo. Depois de assinar em baixo, receberei uma cópia do presente formulário de consentimento.

Name of student
____

Do I continue with the survey please?

◯ Yes   ◯ No

SURVEY
____

Demographic Information of student

Section A: Demographic information of student
____

1) **Gender of student**

    ◯ Male   ◯ Female

2) **Age**

    Age of students in years ________________________________

3) **Level of student**

    ◯ Level 200   ◯ Level 300   ◯ Level 400

4) **Have you been vaccinated?**

    ◯ Yes   ◯ No

5) How many times have you been vaccinated if yes? ________________________________

Section B: Perception of student towards Covid-19 vaccine

Section B: Perception of student towards Covid-19 vaccine
____

6) **Do you think COVID-19 vaccines are effective?**

○ Yes   ○ No

7) **Do you believe that the COVID-19 vaccine is safe?**

○ Yes   ○ No

8) **Will you accept the Covid-19 vaccine booster?**

○ Yes   ○ No

» Likert questions
Tick each of the statement as applicable

---

9) **Covid-19 vaccines were developed too fast**

○ —— ○ —— ○ —— ○ —— ○

Strongly agree   Agree   Don't know   Disagree Strongly disagree

10) **There are concern over possible allergic or adverse reaction after taking the vaccine**

○ —— ○ —— ○ —— ○ —— ○

Strongly agree   Agree   Don't know   Disagree Strongly disagree

11) **There are concern over possible long term effect after taking the vaccine**

○ —— ○ —— ○ —— ○ —— ○

Strongly agree   Agree   Don't know   Disagree Strongly disagree

12) **I am satisfied with the government policy towards COVID-19 vaccination program**

○ —— ○ —— ○ —— ○ —— ○

Strongly agree   Agree   Don't know   Disagree Strongly disagree

13) **The vaccines are not necessary, the immune system is enough**

○ —— ○ —— ○ —— ○ —— ○

Strongly agree   Agree   Don't know   Disagree Strongly disagree

14) **I believe the vaccines**

○ —— ○ —— ○ —— ○ —— ○

Strongly agree   Agree   Don't know   Disagree Strongly disagree

15) I will encourage others to accept Covid-19 vaccine

    ◯————————◯————————◯————————◯————————◯
Strongly agree   Agree   Don't know   Disagree Strongly disagree

Section C: Knowledge and attitude of students toward Covid-19 booster

Section C: Knowledge and attitude of students toward COVID-19 booster

___

» Knowledge

16) **Do you know that COVID-19 can result in complications?**
Knowledge

◯ Yes   ◯ No   ◯ Don't know

17) **Can vaccines effectively prevent COVID-19?**
Knowledge

◯ Yes   ◯ No   ◯ Don't Know

18) **Can COVID-19 be acquired after full vaccination?**
Knowledge

◯ Yes   ◯ No   ◯ Don't Know

19) **Do you know where you can be vaccinated when a COVID-19 vaccine becomes available?**
Knowledge

◯ Yes   ◯ No   ◯ Don't Know

20) **Are there large differences in the effectiveness of the Pfizer, Moderna, and Astra Zeneca COVID-19 vaccines?**
Knowledge

◯ Yes   ◯ No   ◯ Don't Know

21) **Do COVID-19 vaccines have side effects?**
Knowledge

◯ Yes   ◯ No   ◯ Don't Know

22) **Are older people and chronic disease patients most likely to experience severe illness and death from COVID-19 infection?**
Knowledge

◯ Yes   ◯ No   ◯ Don't Know

23) **Is covid-19 a serious disease?**
Knowledge

◯ Yes   ◯ No   ◯ Don't Know

Attitude

24) I try to avoid crowded places.
attitude

○ Yes   ○ No   ○ Don't Know

25) I try to maintain social distancing from people.
Attitude

○ Yes   ○ No   ○Don't Know

26) I prefer to visit the hospital for test and treatment when I see symptoms of COVID-19.
attitude

○ Yes   ○ No   ○ Don't Know

27) I wash my hands or sanitize them before touching face or eyes or after returning home.
attitude

○ Yes   ○ No   ○ Don't Know

28) I'm hesitant to get the COVID-19 vaccine because I'm unfamiliar with it.
attitude

○ Yes   ○ No   ○ Don't Know

29) I'm hesitant to get the COVID-19 vaccine because I'm concerned about the potential side effects. attitude

○ Yes   ○ No   ○ Don't Know

Section D: Perception about Covid-19 booster dose among students
Section D: Perception about COVID 19 booster dose among students (Tick as appropriate)

---

30) Do you believe that the COVID-19 vaccine booster is safe?

○ Yes   ○ No

31) Do you think that COVID-19 booster vaccination has adverse reactions?

○ Yes   ○ No

32) Do you encourage your family/friends/relatives to get the booster COVID-19 vaccine?

○ Yes   ○ No

33) Do you believe the COVID-19 booster vaccine can reduce the spread of COVID-19?

○ Yes   ○ No

34) Do you believe that the COVID-19 vaccine booster is safe?

○ Yes   ○ No

35) Do you believe the COVID-19 booster vaccine can reduce the complications associated with COVID-19?

○ Yes   ○ No

36) Do you think that if everyone in society maintains the preventive measures, the COVID-19 pandemic can be eradicated without vaccination?

○ Yes   ○ No

37) Do you think Pharmaceutical companies have developed safe and effective COVID-19 vaccines?

○ Yes   ○ No

38) Have you received COVID-19 booster dose because it is mandatory?

○ Yes   ○ No

39) Do you think Mix-Matching the booster dose is safe and effective?

○ Yes   ○ No

40) Do you believe that only high-risk individuals such as health care workers and elderly persons with other diseases only need a booster dose?

○ Yes   ○ No

41) Do you believe that students need a booster dose?

○ Yes   ○ No

42) Do you believe that booster dose vaccination against covid-19 will reduce severity?

○ Yes   ○ No

43) Do you have hesitancy for booster dose?

○ Yes   ○ No

44) Do you recommend students to get booster vaccine at the earliest?

○ Yes   ○ No

45) Do you prefer natural immunity instead of booster dose?

○ Yes   ○ No

OBRIGADO

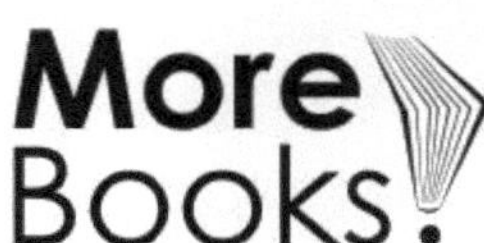

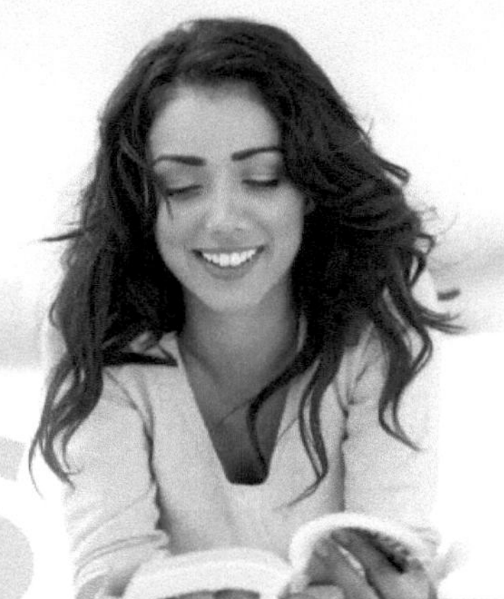

yes I want morebooks!

Buy your books fast and straightforward online - at one of world's fastest growing online book stores! Environmentally sound due to Print-on-Demand technologies.

Buy your books online at
www.morebooks.shop

Compre os seus livros mais rápido e diretamente na internet, em uma das livrarias on-line com o maior crescimento no mundo! Produção que protege o meio ambiente através das tecnologias de impressão sob demanda.

Compre os seus livros on-line em
www.morebooks.shop

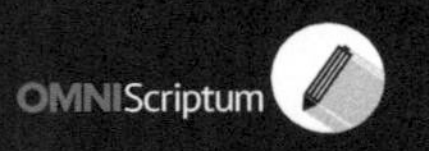

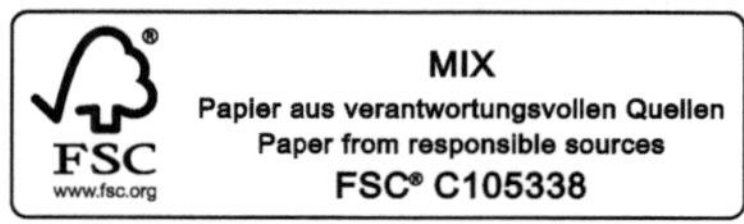

Printed by Books on Demand GmbH, Norderstedt / Germany